이시형 박사와 함께 풀어보는 신경성질환의 모든것
100세 시대 젊고 건강하게 上

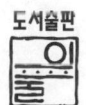

개정판을 내면서

100세 시대, 어떻게 준비할 것인가

내가 처음 이 책을 쓴 건 의사가 된지 30년 되던 해였다. 제법 의사로서 관록도 붙었고 나름대로의 식견이 생겼다고 하는 은근한 자부심에서 썼다. '건강 철학'이라고 제목을 붙인 건 그래서다. 하지만 다시 읽어 보면 부끄럽기 짝이 없다. 새로 손질하여 〈100세 시대 젊고 건강하게〉로 개정판을 냈다. 그래도 아쉬움은 남는다.

그동안 의학은 눈부시게 발전되어 왔다. 원판이 나온지 10년도 넘었으니 또 손질을 하지 않을 수 없게 되었다.

최근 의학계는 게놈지도의 완성으로 혁명적인 시대를 맞고 있다. 이제 우리도 100세 시대를 살게 된 것이다.

개정판을 내면서

문제는 어떻게 사느냐다. 얼마나 사느냐만큼 중요한 화두는 젊고 건강하게 살아야 한다는 것이다. 어쩌면 이건 우리에게 새로운 도전과 스트레스를 제공해 주고 있다. 왜냐하면 누구도 그렇게 긴 인생을 살아 본 일이 일찍이 없었기 때문이다.

최근 우리 사회엔 구조조정이 아니라도 50대 중반에 은퇴를 해야 하는 사람이 많아졌다. 100세 시대를 살아야 하는 현대 사회에서 앞으로 어떻게 무엇을 하며 건강하게 살 것인가. 새로운 과제가 아닐 수 없다. 이미 고령 사회에 접어든 선진국에선 현역 75세, 80세론까지 등장하고 있다. 그때까지 현역으로 사회에서 일을 해야 한다는 것이다.

이런 시대를 생각하면서 이 책을 고쳐 썼다. 현대는 스트레스 시대, 이에 대한 장도 새로 썼고 책의 내용도 제목도 시대에 맞게 고쳤다. 정신과 의사로서 그간 적지 않은 책을 썼지만 이 책에 대한 나의 애착은 남다르다. 그만큼 관심이 크고 정성을 기울여 가꾸어 온 책이다.

젊고 건강하게 살려는 독자들의 열망에 일조가 되리라 믿는다. 가벼운 신경성, 스트레스 병은 물론이고 건강한 독자들이 보다 건강하게 살아갈 수 있도록 지침서로 활용되길 바란다.

그간 많은 조언을 해주신 정신과 동료들에게 다시 한번 감사를 드리고 이번에 새로 나온 개정판 출간을 맡아주신 도서출판 풀잎 여러분의 노고에 감사드립니다.

차례

제1장 신경성이란?

신경성 시대	16
신경쓰지 마세요?	18
김회장 이야기	21
신경쇠약	23
너무 높은 건강 욕구	26
노이로제를 출세의 발판으로	29
실패한 노이로제	31
소심증의 강점	35
나를 바꾼다	37
가슴이 답답할 땐	40
사노라면……	43
신경성 발발 기전	46
긁어 부스럼	48
병원 대신 산으로	51

제2장 스트레스는 적이 아니다

스트레스와 신경성	54
자율신경의 정체	57
자율신경 부조증	59
상쾌한 피로	61
불쾌한 피로	64
스트레스가 위장을 뚫는다	67
생활 리듬을 타라	70

上
100세 시대 젊고 건강하게

팔자 좋아 생기는 스트레스	72
한국인과 정력 강장제	75
섹스 - 욕구와 절제	77

제3장 불안·공황의 정체

불안은 삶의 동반자	82
불안의 의미	85
불안과 싸우지 말라	88
불안은 병, 흥분은 약	90
이유없는 불안	93
신나는 불안	96
위를 보고 걷자	98
경쟁 강박증	101
심장이 약해서가 아니다	103
화를 다스리는 법	106
심장병을 만드는 허세	110
A형 성격	113
C형 성격	115
불안·발작·공황	117

차례

제4장 우울할 땐 울어라

계절을 앓는다	122
습관성 우울증	124
세 가지 오해	127
슬럼프의 함정	129
남북 분단도 내 탓?	132
휴일 우울증	135
쉬라는 뜻이다	137
성공 울증	139
갱년기 울증	142
그날이 오면	144
반 컵의 물	147
스마일 울증	149
만성 자살	151
홧병의 정체	154
숨겨둔 울증	156

제5장 불면증인가, 불만증인가

왜 자야 하나	160
얼마나 자야 하나	162
여름잠 겨울잠	164
자면 안 되는 사람	166
습관성 불면증	169
불면 공포증	171
새벽 일찍 잠이 깨면	173
꿈에 시달려?	175

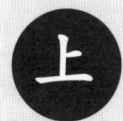

上 100세 시대 젊고 건강하게

기상 시간   177
창조의 샘   179
불면증의 환상   182
수면제의 허실   184
불면증 치료 원칙1 - 짧게 자자   186
불면증 치료 원칙 2 - 정해진 시간에 일어나라   188
불면증 치료 원칙 3 - 잠자리에선 잠만 자라   190
불면증 치료원칙 4 - 수면 위생을 개선하라   192
섹스와 수면   194
불면증이 아니라 불만증   196
현대인과 수면   198

제6장 주부들을 위하여

주부들을 위하여   204
집에 컴퓨터라도 있어야   207
따분할 때는 노래를 불러라   211
참기를 잘한다고 착한 주부는 아니다   214
현명한 주부는 외출이 잦다   217
욕구불만은 돈과 비례한다   221
부지런한 주부는 낮잠을 잔다   224
가정부여, 안녕   228
울기 때문에 슬프다   231
행 · 불행은 당신의 책임이다   234

차례

제7장 술을 건강하게

음주량 세계 1위	16
'씩' 가는 사람	19
교제 술도 술이다	21
한국인의 음주 정량은?	23
해장술	25
사흘에 한 번은 쉬어야	27
혼자 마시는 사람	30
키친 드링커	32
술은 수면제가 아니다	35
술 깨는 약	37
주정 섬망증	39
술 끊는 약	41
반주의 허실	43
알코올성 정신병	45

제8장 생활습관이 건강을   50

일은 즐겁게	52
싫은 일 속에도 의미를!	55
취해 살아야 한다	57
감사하는 마음으로 살자	60
상대의 입장에 서라	62
머리를 쓰며 살아라	64
적극적으로 살아라	66
경쟁의 노예는 되지 마라	68
정직해야 오래 산다	71
흐름을 기다려라	73

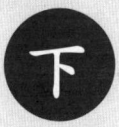

100세 시대 젊고 건강하게

멍청한 시간을 가져라	76
삶의 악센트, 스트레스	78
싫은 일도 열심히	80

제9장 하루 두 끼 반

꼭 밥이라야 되나	84
밤 9시 이후엔 안 된다	86
하루 두 끼 반	89
아끼는 것도 탈	91
점심 메뉴 선택의 고민	93
천천히 즐기며	95
적게 먹고 오래 산다	98
소화는 기분이 한다	100
입맛 타령	102
식후엔 산책을	104
먹고 볼 일이다	107
소화불량의 의미	109
아이 같은 어른	111
비만은 의지 문제다	113
신경성 위장병	116
변화에 과민하면	118
구토증과 자존심	120
소화제 왕국	122
매스컴과 식생활	124

차례

제10장 늙지 않는 비결

늙지 않으려면	128
지식파티	130
사기꾼의 머리	133
제2의 인생	135
중년의 컴퓨터	139
두뇌는 '좌우'를 고르게 써야	141
중년의 머리	144
외길 인생	146
건망증의 시작	148
건강한 건망증	150
멍청증	153
조로증	155
뇌기능 촉진제	158
중풍 예방	160
종장 없는 삶	162
젊음과 경륜의 조화	165
75세까지 현역으로	168

제11장 중년의 건강관리

중년은 반 건강	172
'수명 50세' 론	175
수명은 타고나는 것	178
장수냐, 건강이냐	180
위험한 건강 정보들	184
나이에 맞는 건강	187
유연한 사고 방식	190

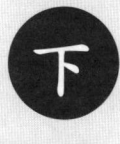

100세 시대 젊고 건강하게

운동이 전부가 아니다	193
몸살은 신의 축복	196
성격과 건강	198

제12장 앓는다는 의미

아픈 건 마음먹기 나름	202
통증은 생명의 수호신	204
아파야 더 잘 뛰는 사람	206
인간관계와 통증	208
고통 속의 봉사병	211
치료엔 지름길이 없다	213
나와의 싸움	215
병원 중독증	217
잔병 심어 큰병 막는다	219
투병의 미학	222
투병의 보상 원리	224
이젠 하고 싶은 일을	226
병자의 공헌	228
병은 사람을 강하게 한다	230
앓는다는 의미	232

제1장
신경성이란?

제1장 신경성이란?

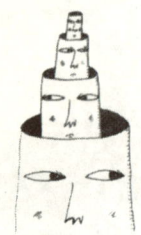

신경 쓰면 병이 된다지만, 써야 할 신경을
안 쓰는 것도 병을 만든다. 막연히 신경을 안 쓰는 것보다
철저한 자기 분석, 자기 반성을 통해 잘못돼 있는
내 마음을 올바로 해야 한다. 그게 신경성의 예방이요 치료다.

신경성 시대

'신경성'이 대유행이다. 무슨 병에건 이게 붙는다. 신경성 두통을 위시해서 신경성 고혈압, 신경성 맹장염은 물론 신경성 무좀까지 있다. 그러니 요즈음 신경성 한 두 가지 안 가진 사람이 별로 없을 정도다. 그래야 문화인으로서 체면이 서는 줄 알고 있는 사람마저 있다. 신경성을 신경을 많이 써서 생기는 병으로 알기 때문이다. 해서 자기도 높은 자리에서 고급스런 일을 하고 있다는 증거로 은근히 자랑스럽게 여기는 경향이 있다.

실제 임상에서 '신경성'이라 하면 환자도 싫어하는 기색이 전혀 아니다. 오히려 좋아들 하니 의사로서도 이 말을 즐겨 쓸 수밖에 없다. 존경의 표시로도 쓰는 것이다.

'신경성'이라고 진단한 이상 오진 걱정도 없다. 환자로부터 용하단 소리도 듣는다. '요즈음 집수리 하느라 신경을 썼노라'고 아주 만족해 한다.

여하튼 검사해 보고 정상이면 모두 신경성이라 진단한다. 행여 암이 아닌가고 걱정하던 환자도 물론 안심이다. 신경만 덜 쓰면 낫겠거니 하고 진찰실을 나선다.

하지만 신경성이란 이렇게 간단한 게 아니다. 신경을 덜 쓴다고 낫는 것도 아니고, 또 덜 쓰려 한다고 해서 그리 되는 것도 아니다. 학술적으로도 '신경성'이란 말은 엄밀한 의미에선 없다. 이 경우는 정신적인 문제로 인해 신체적 증상이 생기는 걸로 설명되어야 옳은 진단이다.

그러나 환자들은 '정신' 운운하면 펄쩍 뛰기 때문에 어쩔 수 없이 신경성이라는 애매모호한 표현을 쓰지 않으면 안 되게 된 것이다. 굳이 쓴다면 '정신성'이지 '신경성'은 아닌데도 정신성이라면 내가 미쳤느냐고 화를 내기 때문이다.

진찰이 끝나면 밖에서 초조하게 진단 결과를 기다리던 가족이 묻는다.

"이 선생님. 신경입니까, 정신입니까?"

좀 우습긴 하지만 대답하지 않을 수도 없다.

"정신병은 아닙니다만, 고약한 신경입니다."

그 말에 가족은 안도의 숨을 내쉰다. 여하튼 정신은 아니라니 다행이라는 표정이다.

정확한 의학적 설명을 한다면, 신경성이란 마음이 어딘가 잘못돼 있다는 뜻이다. 즉 신경성의 정체는 마음이다. 최근엔 심인성(心因性)이란 말도 쓰는데, 이게 더 적절한 표현이다. 마음이 잘못된 탓으로 여러가지 신체적 증상이 동반된다는 뜻이다.

고혈압도 신경성이란 진단이 붙은 이상 마음을 잘 다스려야 한다. 사소한 일로 계속 화를 내거나 남을 용서 못해 이빨을 간다면 혈압이 올라갈 건 뻔한 이치다. 이건 신경과는 아무 관계가 없는 일이다. 편협한 그 마음이 문제인 것이다.

마음을 풀어야 한다. 그 좁은 속을 고쳐야 한다. 그런걸 막연히 신경성이라며 딴 짓 해 봐야 나을 리가 없다.

여하튼 신경성이라면 마음에 허점이 있거나 욕심이 넘치고 있다는 증거다. 아니면 편견이나 오해를 갖고 있는지도 모른다. 좀 더 복잡하게는 무의식적 갈등이 도사리고 있는지도 모른다. 이같은 자기 마음의 상태를 잘 분석하여 이를 올바로 다스려야 병이 낫는다.

신경성이니까 막연히 신경만 안 쓰면 된다는 안일한 생각은 금물이다. 철저히 자기 분석, 자기 반성을 통해 잘못돼 있는 내 마음을 올바로 해야 한다. 그게 신경성의 예방이요, 치료다.

신경쓰지 마세요?

'신경성'이니까 신경 쓰지 말란다. 대단히 무책임한 처방이다. 하기 쉬워 하는 소리지, 실제로 우리가 사는 현실이 그렇질 못하다. 써야 할 신경은 써야지, 안 쓰면 오히려 병이 된다. 사회가 얼마나 복잡해 가고 있는가.

신경을 안 쓰곤 길조차 건널 수 없는 게 오늘의 현실이다. 갈 지자 걸음으로 한가로이 건너다간 어느 귀신이 잡아갈지 모른다. 뿐인가, 애가 늦게까지 안 들어와도 신경이 쓰인다. 공부를 안 해도 걱정이다. 하루를 살면서 어느 하나 신경 안 쓰이는 게 없다.

부도 직전의 회사 책임자라면 잠이 올 수도 없을 것이다. 불안 초조에 휘말려 밥맛도 안 날 것이며, 먹은들 소화가 될 리 있나. 초췌한 안색하며, 누가 봐도 병자 같다. 이러다간 정말 큰 병이나 걸리지 않을까 본인도 걱정이다. 이렇게 신경을 썼다간 KO가 될지도 모른다는 생각이 든다.

주위의 권고도 있고 해서 드디어 여행을 떠난다. 모든 걸 잊고 좀 쉬어 보자는 생각에서다. 건강이라도 건질 수 있지 않겠나 하는 바람이다.

하지만 이 방법은 역효과만 날 뿐, 건강은 물론 사업에도 도움이 못된다. 안 보면 나으려니 하고 훌쩍 여행을 떠나지만 마음이 편할리 없다. 안 보면 그만큼 궁금한 게 더 많아지는 것이 사람의 심리다. 전화로 물어보려 해도 신경 건드릴라 다이얼을 돌리지 못한다. 수화기를 들었다 놓았다, 밤새 잠도 못 잔다. 신경 안쓰려고 얼마나 신경을 썼던지 진짜 신경성 환자가 된다.

마땅히 신경을 써야 할 사람이 이렇게 억지로 안 쓰겠다고 버틴다는 건 무리다. 신경 쓰지 말자는 그 자체가 중추를 더욱 자극하여 신경은 더 쓰이게 마련이다. 써야 할 신경은 써야지 안 쓰면 오히려 병이 된다.

거기다 자리를 비운 동안 회사 일은 더 엉망이 된다. 책임지고 문제를 해결해야 할 사장이다. 이 중요한 시기에 자리를 비우다니! 일을 해도 더 해야 한다. 일이 잘 돌아갈 때라면 사장이 없어도 잘 된다. 하지만 뭔가 잘못 돌아갈 때는 멀리 있다가도 즉시 돌아와야 하는 게 책임자의 도리다.

누가 뭐래도 신경 안 쓰겠다고 훌쩍 떠나서는 안 된다. 누가 대신 해결해 줄 사람도 없다. 갔다 돌아오면 문제는 더욱 복잡하게 얽혀 있을 것이고 당신의 신경도 더욱 얽힐 것이다.

정면으로 부딪쳐야 한다. 밤새 전략을 숙의하고, 최선이 아니면 차선책을 강구해야 한다. 난관을 이겨내는 슬기를 동원해야 한다. 이 역경을 그냥 피하기만 하려다 보면 건강도 사업도 망친다.

기억하자. 마땅히 써야 할 신경을 쓴다고 병이 되진 않는다. 병이 되는 건 쓸데없는 걱정이다. 해야 할 걱정이면 당연히 해야 한다. 그것이 병을 만들진 않는다. 물론 당연히 해야 할 걱정이라도 지나치면 병된다. 큰일도 아닌 걸 갖고 마치 세상에 종말이라도 올 듯이 확대 해석한다면 이것도 문제다.

걱정도 상황에 맞게, 할 만큼 해야 한다. 그러기 위해선 문제의 상황을 객관적으로 분석하고 합리적으로 생각할 수 있는 여유가 있어야 한다. 이것이 걱정할 일도 많고 신경 쓸 일도 많으면서 거뜬히 건강을 지킬 수 있는 비결이다.

김회장 이야기

 신경 쓰면 병이 된다지만, 써야 할 신경을 안 쓰는 것도 병을 만든다.
 부산의 김회장 이야기가 좋은 예다. 칠순이 가까운 나이에도 그는 자기가 일군 회사를 위해 정력적으로 일해 왔다. 회사 규모가 커지니 신경 쓸 일도 물론 많아졌다. 그러자니 슬슬 건강에도 이상 신호가 왔다. 두통, 불면, 소화불량 등 여러가지 신체 증상을 호소하면서 병원에 들르는 일이 잦아졌다.
 주치의는 쉬라고 권했다. 이젠 할 만큼 했으니까 회사는 자녀들에게 물려 주고 푹 쉬는 게 좋겠다고 강력히 권했다. 김회장 자신도 생각해 보니 그 말이 옳은 것 같았다.
 '지금 이 나이에 그렇게 여러가지 신경을 많이 쓰니까 건강에 문제가 생기는구나.' 이윽고 생각을 굳혔다.
 성대한 은퇴식을 가진 뒤 우선 국내 여행부터 하기로 마음을 먹었다. 그동안 회사 일에 쫓겨 여행 한 번 변변히 못해 본 김회장은 여행길이 사뭇 설레이고 기분이 좋았다.
 경주에서 첫밤을 보내면서 그는 오랜만에 느긋한 기분에 젖어들었다. 밥맛도 좋고 잠도 잘 왔다. 그런데 한밤중 빗방울 소리에 깜짝 놀라 잠을 깼다. 순간 회장은 서면 창고의 뒷문을 닫아야 한다는 생각이 뇌리를 스쳤다. 반사적으로 전화기를 드는 순간 멈칫했다. '아이고 절대로 신경 쓰지 말랬는데.'
 전화를 걸지도 못하고, 빗줄기는 자꾸 세어지고, 엎치락뒤치락 잠을 이룰 수가 없었다.

그러나 어쨌든 회사에 대한 신경은 일체 쓰지 않기로 마음을 정한 이상 궁금한 마음을 억누른 채 여행을 계속했다. 포항제철 견학을 하고 동해안을 따라 설악산을 들러 서울에 왔을 때는 회사 일로 얼마나 신경을 많이 썼던지, 그러나 또 신경을 쓰지 않으려고 얼마나 신경을 썼던지 그는 거의 그로기가 되어 있었다.

병원에 나타난 그의 모습은 참으로 피골이 상접한 상태였었다. 초췌한 얼굴에 눈에는 생기가 없었다.

이야기를 듣고 보니 진단은 간단했다. 그는 마땅히 써야 할 신경을 쓰지 않으려고 너무 많은 신경을 썼기 때문에 병이 난 진짜 신경성 환자였던 것이다.

진단이 이러하다면 치료 역시 간단했다. 써야 할 신경을 안 썼기 때문에 생긴 신경성이라면 치료는 지금부터 신경을 써야 하는 일이다.

"회장님은 평생 회사를 위해서 일을 해 왔습니다. 언제나 회사 일로 신경을 써왔죠. 회사는 회장님의 전부인 것입니다. 만약에 회장님이 회사에 대한 신경을 쓰지 않으면 그건 바로 죽는 거나 다름이 없습니다. 그러니 지금 곧장 내려가 회사도 둘러보시고, 또 신경을 써야 할 일이 있으면 신경을 써야지 회장님의 신경병은 나을 수 있습니다."

회장은 무릎을 탁 쳤다.

"옳거니! 이제 진짜 의사를 만났군."

눈에는 금세 생기가 감돌기 시작했다. 그는 남은 여행 일정을 취소하고 그날로 곧장 부산으로 내려갔다.

다음날 전화가 왔다. 어제와는 다른 아주 명랑하고 큰소리로 "아이구, 박사님! 이제 속이 후련합니다. 회사에 갔더니 얼마나 잔소리 할 일이 많고, 신경 쓸 일이 많던지 간부들 불러다 한바탕 하고 나니까 이젠 아주 속이 확 뚫리고, 밥맛도 좋고, 잠도 잘 옵니다. 이제 정말 살 것 같습니다."

김회장은 그 이후 고문직으로 회사에 출근했고 옛날의 건강을 회복했다.

물론 때로는 잠이 안 오고 소화가 안 되는 일도 있지만, 그것도 인생의 한 부분이라고 이해하기 시작했고, 그렇게 하는 것이 훨씬 더 자기 인생을 위해 보람된 일이며, 그게 또 건강을 지키는 길이라는 것을 깨닫게 된 것이다.

신경쇠약

지금도 신경쇠약이란 병명을 흔히 듣는다. 이 병은 환자 자신이 진단을 내린 경우가 더 많다는 게 특징이다. 어떤 일로 신경을 너무 쓴 나머지 신경이 지치고 약해진 상태, 즉 신경쇠약에 걸렸다는 게 환자 스스로의 진단이다. 신경이 약하다, 신경과로라는 진단도 같은 범주에 속한다.

신경쇠약이란 진단은 물론 의학에서 쓰기 시작한 것으로써, 정신의학의 여명기인 19세기 후반부터의 일이니까 1백년 이상의 역사를 자랑한다.

사업 실패, 실연, 가족 문제 등 충격적 사건으로 인해 오랜 세월 큰 걱정 속에 살다보니 신경이 지쳐 쇠약해진다는 이론이다.

이들 환자는 얼굴만 봐도 지친 표정이다. 생기도 없고, 축 늘어진 어깨하며, 한숨이 잦고 행동 거지도 느릿하다. 좋은 것, 나쁜 것이 따로 없고, 멍하니 넋나간 사람 같다. 그 똑똑하던 사람이 아주 바보가 된 것 같다. 한마디로 진이 빠진 상태다.

물론 밥맛도 없고 체중도 그리고 잠도 점점 줄어든다. 온몸이 뻐근하고 아픈 등 막연한 신체 증상을 동반한다. 이 환자의 그간의 사정과 지금의 모습을 보노라면 신경을 너무 쓴 나머지 신경이 약해졌다는 설명은 상당히 설득력이 있어 보인다.

그러나 의학이 발달하면서 '신경이 약하다'는 개념은 너무 막연해서 이를 객관화시킬 수 없다는 문제가 제기되었다. 즉 신경쇠약이라지만 실제로 신경 기능이 약해진 상태도 아니고, 또 신경계통이나 신경세포 조직에 이상 병변이 생긴 것도 아니라는 얘기다. 다시 말해 해부학적 개념의 '신경' 그 자체에서는 아무 이상이 발견되지 않기 때문에 과학적이지 못하다는 것이다.

증상도 애매모호하거나 혹은 너무 다양해서 이미 오래전에 공식진단명으로는 쓰이지 않고 있다. 그러나 최근 필자를 위시한 동양권에서 이 진단명을 다시 부활시켜야 한다는 주장이 강력하게 대두되고 있다.

실제로 동양권에선 '신경쇠약'으로 진단할 수 있는 환자가 상당히 많고, 그 개념 적용에도 나름의 근거가 있기 때문이다.

특히 한국 환자에겐 막연한 신체 증상이 많고, 불안인지 우울인지 분간 못할 혼합형도 많다. 민간이나 한방 의학에서도 간장이, 혹은 심장이 '약하다'는 말을 많이 쓰고 있는 것이 현실이다. 거기다 '신경성'이란 진단이 여전히 일반에선 널리 쓰여지고 있는 실정이다.

의학 토론처럼 되어 버렸지만, 신경쇠약은 말 그대로 해부학상의 신경 계통이 쇠약해졌다는 뜻은 아니고 '정신적 과로' 현상, 특히 소모적이고 불필요한 데 신경을 오래 쓰기 때문에 오는 만성적 피로 축적이라고 보면 된다.

자칭 신경쇠약 환자들의 긴 호소를 듣노라면 그가 처한 사정이 참으로 딱하다는 생각이 든다. 어느 신경인들 온전하랴 싶다. 하지만 우리가 여기서 냉정하게 생각해 봐야 할 점이 있다.

우선 그 정도 걱정이 누구에겐 없겠느냐 하는 점이다. 세상에 자기 고민만큼 크고 힘든 것은 없을 것이라는 게 사람들 생각이다. 하지만 그걸 남들이 들으면 그 정도를 가지고 무슨 걱정이냐고 핀잔을 줄지도 모른다는 생각을 한번 해 보자는 거다.

결론은 간단하다. 고민이나 걱정 그 자체가 아니고, 그 걱정하는 태도나 자세가 문제라는 것이다.

첫째, 온통 그 문제에만 빠져 매달려 있다는 것부터가 잘못이다. 세상에 그것밖에 할 일이 없나? 그게 인생의 전부냐는 것도 냉정히 생각해 보자.

지나친 집착은 금물이다. 내 주변을 그리고 세상을 두루 넓게 봐야 한다.

다음, 체념할 건 하고 털고 일어서야 한다. 이제 다시 돌이킬 수 없는 일이라면 미련을 버려야 한다. 어떻게 할 수 없는 일이라고 체념해 버리는 것도 해결책의 하나다. 잊을 수야 없겠지만 거기에 매달리진 말자는 거다. 그리고 치료는 가는 세월에 맡기자. 사노라면 아픔도 차츰 가시게 되는 것이 대뇌의 생리다.

그리곤 새로운 일을 시작하자는 거다. 지난 일에 집착하는 신경의 반이라도 새 일에 투자하자. 그래야 그 침체의 늪에서 헤어날 수 있다.

신경쇠약은 신경을 많이 써서 오는 병이 아니다. 신경 쓰는 방법이 잘못 되어서 오는 병이다.

너무 높은 건강 욕구

신경성 환자들의 특징은 '건강 상태의 기준'을 지나치게 높게 잡고 있다는 점이다. 누웠다 하면 코를 골고, 아침에 눈을 뜨면 몸이 하늘을 날듯 가볍고, 쇳덩이를 삼켜도 거뜬히 소화가 되고, 종일 일해도 지칠 줄 모르고…….

건강은 이래야 된다고 단정하고 있다. 책 속에나 있는 이상적 건강 상태다. 기가 찰 일은 자기도 아프기 전엔 그랬다는 것이다. 그런 상태로 회복이 돼야겠다는 것이다.

이런 환자를 만나면 어떤 명의도 돌팔이로 몰린다. 의사가 보기엔 상당히 호전되어 완쾌 상태인데도 환자는 전혀 나은 게 없다는 것이다. 그의 치료 목표가 턱없이 높기 때문이다. 누구도 그렇게 될 수 없는데도 환자는 그래야 된다고 우기니 참으로 딱하다.

건강을 이렇게 생각하는 한 그는 평생 병자일 수밖에 없다. 이렇게 까다로운 조건을 붙여 놓고서야 세상 누구도 합격선에 들지 못한다. 하지만 신경성 환자는 자기를 제외한 모든 사람은 그런 건강을 유지하고 있는 것으로 믿고 있다. 그러니 자신이 더욱 비참해질 수밖에 없다.

건강에의 지나친 목표치, 이게 이들의 병이다. 누구도 그럴 수는 없는데도 그런 것으로 알고 있다. 또 그래야 한다고 믿고 있다. 이건 거의 망상에 가까운 확신이다. 해서 이들은 작은 이상이라도 생기면 기겁을 한다. 하찮은 증세에도 마치 죽을 병이나 걸린 것처럼 겁을 먹는다. 이게 이상적인 건강론자의 지나친 욕심이 부른 불행이다.

건강에 대한 개념을 이런 선에서 규정한다면 이 사람은 아주 아프기로 작정을 한 중증 환자다. 신경성 척도가 높아질수록 건강에의 이상 척도도 비례해서 높아진다. 이래서는 어느 한 순간도 자신이 건강하다는 걸 느낄 수 없게 된다.

아픈 데가 있어야 생기를 느낀다는 사람도 있다. 아픈 데가 있어야 지금까지의 건강에 감사를 느낄 수도 있다. 아파야 그나마 남은 건강을 고맙게 여긴다. 건강할 적엔 그 고마움을 모른다. 하긴 건강이 뭐라는 개념조차 없고 생각해 보지도 않는다. 어느 한 곳이 아파야 비로소 다른 곳의 건강에 감사할 수 있는 여유도 생기고 슬기도 생긴다.

　르느와르도 말년에 심한 신경통을 앓았다. 끝내 손가락이 마비돼 붓을 잡을 수 없게 되었다. 하지만 그는 손에다 붕대를 감고 그 속에 붓을 끼워 작업을 계속했다.

　'그림은 손으로 그리는 것이 아니라 눈과 마음으로 그리는 것'이라는 게 그의 믿음이었다. 그는 이렇게 힘주어 말하면서 애처로워하는 아내를 오히려 위로했다. 고통 속에서도 이 정도만 아픈 것을 다행으로 생각했다. 그래도 일할 수 있는 자신의 건강에 무한한 감사를 드린다.

　니체의 철학 또한 고통과 갈등의 소산이었다. 이질, 디프테리아로 30대 초반에 이미 그는 중환자가 되었다. 이어 찾아온 편두통과 안질 등 견딜 수 없는 병마에 시달려야 했다. 하지만 그에게 가장 창조력이 왕성했던 때는 바로 이 투병의 시기였다.

　신경성 환자라면 자살이라도 했을지 모를 일이다. 그런 상태로 일을 한다는 건 아마 상상도 못할 것이다.

　인체는 언제나 완벽한 상태를 유지할 수는 없다. 그만큼 정교하고 복잡하기 때문이다. 고급 카메라일수록 고장이 잘 나는 것과 같은 이치다. 세상에 누구도 이상적인 건강을 지닐 수는 없다. 작은 내적·외적 반응에도 인체는 민감하게 반응하기 때문이다. 지나친 무신경도 금물이지만 지나친 건강 욕구도 금물이다. 그게 바로 병을 만들기 때문이다.

노이로제를 출세의 발판으로

그는 자기 말대로 노이로제 환자였다. 중증의 강박 신경증이었다. 1원이 틀려도 밤을 새워야 했다. 은행원으로선 당연한 일이겠지만 그는 좀 심했다. 계산이 맞아떨어져도 행여 틀린 데는 없을까 안심을 하지 못한다. 어떤 때는 자다 말고 은행으로 뛰어가 장부를 확인하기도 했다.

그는 컴퓨터란 별명대로 정확했다. 동료나 고객에게도 신용이 있었다. 그의 말은 곧 수표였다. 덕분에 진급도 빨랐다. 하지만 책임이 무거워질수록 그의 노이로제는 심해졌다. 불면의 밤이 계속되고 두통, 현기증이 그치지 않았다. 그가 나의 진료실에 나타났을 땐 이미 체중이 5킬로그램이나 줄어 있었다.

이런 환자의 치료는 쉽지 않다. 물론 당사자는 노이로제에서 벗어나고 싶어한다. 그게 쉬운 일도 아니지만 문제는 그 다음이다. 크게 머리가 좋은 것도 아니고, 재능도 없는 사람이 이것마저 없으면 무얼로 능력을 인정받을 것인가.

노이로제는 괴로운 것이다. 하지만 그게 성공의 밑천이 될 수도 있다는 사실을 간과해선 안 된다. 병이 사람 만든다는 게 잔인한 생각일런지는 몰라도, 현실적인 타산에서 그렇다는 것이다.

이제 환자도 양자 택일해야 할 처지에 놓이게 된다. 출세냐, 노이로제냐. 노이로제 덕분에 출세가 빨랐다. 하지만 어느 한 가지는 포기해야 한다. 지금의 사회적 위치와 생활 수준을 유지하려면 출세의 밑천인 그 노이로제와 함께 살 수 있는 슬기를 터득해야 한다.

나는 몇 해 전 우울증으로 고민하는 작가를 치료한 경험이 있다. 치료는 성공적으로 잘 되어 그는 웃음을 되찾게 되었다. 그러나 완치의 기쁨은 잠시뿐, 그에겐 새로운 고민이 생겨났다. 작품이 쓰여지지 않는다는 것이었다. 범상한 생활인이 된 그에게 이제 더 이상 작가적 영감이나 발상이 떠오르지 않았던 것이다. 병은 나았지만 작가로서의 생명이 다 했으니 이거야말로 그에겐 충격이었다.

그는 다시 우울해졌다. 세상이 끝난 것 같은 좌절과 절망 속에 얼마를 헤맸다. 치료자인 나로서도 그의 이런 모습을 지켜보기란 여간 괴로운 일이 아니었다.

그러던 어느 날 나는 실로 오랜만에 그의 글을 잡지에서 만났다. 반갑기도 했지만 또 한편으로 작가의 우울증이 다시 깊어지는 게 아닌가 걱정이었다. 나아도 걱정, 안 나아도 걱정이다.

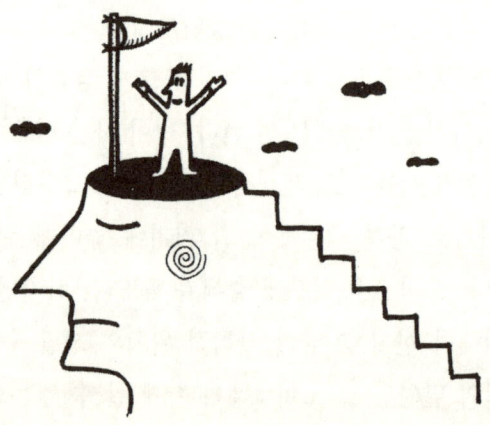

사람마다 노이로제는 한두 가지씩 있다. 반가운 일이 아니다. 하지만 이것이 있었기에 내가 이만큼이라도 될 수 있었다는 생각도 할 수 있어야 한다. 구박은커녕 감사의 생각이 들 수도 있을 것이다.

노이로제는 반드시 자기 파괴적인 것만은 아니다. 그 이면엔 긍정적인 측면이 있다는 것을 외면해선 안 된다.

시간에 대한 강박증이 없는 사람은 현대인으로선 자격 상실이다. 신용은 물론 아예 상대조차 안한다.

이처럼 현대라는 사회는 우리에게 노이로제적 상황을 강요하고 있다. 어쩌면 우리는 영영 거기서 벗어날 수 없을런지도 모른다. 따라서 가벼운 증상이라면 그것을 성공의 발판으로 받아들일 수밖에 없다.

싫어서 뿌리친다고 노이로제가 가시는 것도 아니다. 그럴수록 더 심각해져서 그땐 정말 파괴적으로 될지 모른다. 감사는 아니더라도 구박은 하지 말 일이다.

어쩌면 현대인은 노이로제와 함께 살아야 하는 숙명을 타고났는지도 모른다. 노이로제가 문화병이란 말이 실감난다.

실패한 노이로제

성공한 노이로제도 있으니 노이로제 환영론도 나옴직하다. 그러나 불행히 실패한 노이로제 쪽이 더 많다. 이도 저도 안 되는 경우다. 병만 얻고 출세도, 성공도 못하는 경우다.

결벽증 노이로제도 어느 정도까지는 환영받는다. 자신의 몸가짐은 물론 집, 사무실 주변 환경까지 깨끗이 정리, 정돈해서 주위 사람들로부터 칭찬도 듣는다. 인정도 받고, 승진을 할 수도 있을 것이다.

지저분하게 어지럽혀진 집에 결벽증 며느리는 대환영이다. 깔끔하게 살림 잘한다고 귀여움도 받는다. 본인 입장에선 그렇게 해 놓지 않으면 불쾌해서 견딜 수 없기에 한 일이다. 하지만 거기엔 한계가 있다. 고통도 따른다.

결벽증 정도가 점점 심해져서 하루에도 목욕을 열 번, 스무 번을 해야 하고, 닦은 그릇을 다시 끄집어내 새로 소독하는 등 몇 번을 되풀이해야 직성이 풀리는 사람도 있다. 급기야는 손이 헐어빠지고, 밖에 나가면 균이 묻으랴 외출을 못하게 된다. 밖에서 돌아오는 가족에게도 신발은 물론, 손발을 씻게 하고 입은 옷도 귀가 즉시 다 벗어 세탁해야 하는 등 나중엔 가족까지 지치게 만든다.

누구도 이러한 주부의 결벽증 페이스에 맞추어 따라갈 수 없다. 이 정도면 직장은 물론 결혼 생활도 어렵다. 전형적인 '실패한 노이로제'다.

물론 이 환자도 처음부터 실패자는 아니다. 오히려 어릴 적엔 깨끗하고 단정한 아이로 칭찬을 받았다. 제 할 일 챙겨 하고, 학교 생활도 빈틈없이 노트 정리, 숙제도 완벽하게 잘했다. 언제나 손발도 깨끗하고, 제 방 정리 정돈도 말끔히 잘해 놓았다.

이렇게 성공적으로 시작된 인생이 어쩌다 실패자로 전락되었을까?

너무 잘 하려고 하기 때문이다. 너무 철저히, 완벽하게 하려는 욕심 때문에 결국은 아무것도 못하고 좌절하게 된 것이다.

노이로제는 절로 생기지 않는다. 왜 하필 '재수 없이 나한테 이 병이 생겼을까' 하고 원망하기도 하는데, 이건 어느 면에선 사실이다.

대개의 사람들은 태어나면서 노이로제 기질을 타고난다. 다만 개인에 따라 그 정도의 차이는 있다. 불행히 당신이 노이로제에 걸릴 소인을 타고났다면 그건 악운이다.

이건 비단 노이로제뿐 아니고, 모든 일에서 그렇다. 운동 소질이나 글쓰는 재주 등과 마찬가지로 생각하면 이해하기 쉬울 것이다. 물론 노이로제 걸릴 소인을 많이 갖고 태어난다 해서 다 걸리는 것은 아니다. 자라면서의 환경적 요인, 그리고 자신의 '노력' 여하에 따라 달라진다. 운동 소질을 타고나는 것만으로 다 선수가 되는 건 아니다.

노이로제를 만드려는 노력이라니? 선뜻 이해가 가진 않겠지만, 정신과 의사 입장에서 보면 환자는 의식, 무의식으로 그렇게 되려는 노력을 해 오고 있었다는 게 분명하다. 이 점 환자가 이해하고 병식(病識)을 얻는 것이 치료의 지름길이다.

다시 결벽증 주부의 이야기로 돌아가자. 깨끗이 잘하려는 욕심, 그리고 열심히 하려는 노력은 좋다. 누구나 그래야 한다. 문제는 '정도문제' 다.

그만하면 됐는데도 성에 차지 않는 것이다. 어딘가 미진한 구석이 있어 또 씻고 닦고 하기를 계속한다. 티 하나 있어선 안 된다. 만에 하나 그런 일이 있으면 마치 큰 변이나 날 것 같은 엄청난 공포심을 갖고 있다.

하지만 생각해 보자. 설령 티가 좀 있기로소니 그게 어쨌다는 거냐. 사람 죽을 일이라도 생길 것 같지만 아무 탈 없다. 누구에게나 실수나 실패는 있다. 불행히 완벽증 환자에겐 이게 용납 안 된다.

완벽하게 잘하려는 것까진 좋다. 그러나 '완벽하지 않으면 절대 안 된다'는 강박증은 안 된다. 그게 병이다. 그런 수준의 요구, 그렇게 하려는 노력 — 이건 병이다.

완벽은 이상이지 현실이 아니다. 이를 현실화하려는 데서 무리가 빚어지고, 자신뿐 아니라 주위 사람까지 지치게 만든다. 적당한 선에서 만족해야 한다. 상식적인 수준에서 타협해야 한다.

손이 더러우면 씻어야지. 외출에서 돌아왔다면 비누로 깨끗이 씻어야 한다. 하지만 이게 안 되는 게 환자의 욕심이다. 그 욕심 채우려다 결국 아무것도 못한다. 직장도, 결혼도……, 나중엔 완전히 지쳐 쓰러진다.

이것이 실패한 노이로제의 전형이다. 성공에의 지나친 집착이 결국 실패를 자초한다.

소심증의 강점

　소심한 사람들은 스스로 심장병이 아닌가 걱정을 잘한다. 작은 일에도 가슴이 두근거리고 숨이 막힐 듯하니 행여 심장병 발작은 아닌가 당황한다.
　문제는 이 사람의 심장이 아니라 그의 소심증이다. 환자 자신도 알고 있다. 작은 일에도 겁을 집어먹고 당황하는 나머지 이 꼴이 될 수밖에 없다는 게 자기 설명이다.
　실제로 이들은 스스로를 아주 형편없는 소심증 환자로 평가하고 있다. 남들이 볼 땐 아주 의젓하고 당당해 보이는데도 자기 자신은 전혀 그렇지 않은 걸로 믿고 있다. 자기의 사회적 위치상, 속은 떨리지만 겉으로는 태연한 척하는 연기에 불과할 뿐이라고 생각한다. 그래서 남이 보는 나와 내가 보는 나 사이엔 큰 차이가 나게 된다.
　스스로를 소심증 환자라고 규정한 이상, 걱정은 설상가상이다. 소심해서 그렇고, 또 그래서 고민이라니 이중의 부담이다. 사실 작은 일을 두고도 어찌할 바를 몰라 당황하는 사람은 심장맥관 계통에 상당한 부담을 받는다. 쓸데없는 걱정을 시시콜콜 하다 보면 그 자체가 만성피로의 원인이 되기도 한다. 이건 건강의 적신호다.
　하지만 잊지 말아야 할 일은 소심증이 반드시 부정적인 것만은 아니라는 관점이다. 긍정적인 측면도 많다. 소심증이라 고민하는 사람은 이 점을 잘 이해할 수 있어야 한다.

소심증의 존재 이유는 겁을 먹고 조심하라는 뜻이다. 따라서 이들은 실수가 적다.

소심증이 심해 차 운전도 못한다면 딱한 일이지만(이것이 실패한 노이로제의 경우이다) 그렇다고 겁없이 함부로 몰고 다니다 간 사고 연발이다. 실제로 초보자는 오히려 사고율이 적다. 그만큼 소심하고 조심하기 때문이다.

사고를 잘 내는 시기는 운전을 한지 1년 안팎이다. 초보 시절의 아슬아슬한 시기가 지나 제법 자신이 붙을만 할 때, 이 때가 가장 위험하다. 초보운전의 소심증이 없어지기 때문이다. 그렇다고 풍부한 경험이 있는 것도 아니어서 급한 상황에서 그만 균형을 잃고 만다. 운전은 소심한 편이 안전하다.

이처럼 소심증은 자기 보호를 위한 방어 수단이다. 실제로 모든 동물은 소심하다. 이건 개체 보존의 본능이기도 하다. 약육 강식의 피비린내 나는 정글 속에선 바스락하는 작은 소리에도 민감해야 한다. 소심하지 않을 수 없다. 겁없이 돌아다니다간 어느 순간 누구 밥이 될지 모른다. 잠시도 방심해서는 안 된다. 한걸음 한발짝이 조심스러워야 한다.

소심증은 답답하다. 결단성도 과단성도 없다. 망설이기만 하느라 발전도 더디다. 하지만 실수는 하지 않는다. 흔히들 '소심한 공무원'이라고 핀잔하지만 바로 그 소심증이 나라의 기틀이 되고 있다는 것도 잊어선 안 된다. 공무원이 겁없이 함부로 일처리를 해 버린다면 나라의 기초가 흔들릴지도 모를 일이다.

바야흐로 현대 사회는 고도의 정밀과 정확을 요구하는 첨단기

술시대다. 스위치 한번 잘못 눌렀다간 어떤 일이 벌어질지 모르는 세상이다. 우발 전쟁을 막기 위해 미·소 양국엔 '핫 라인'이 설치되어 있다. 어느 미친 녀석이 단추 하나 잘못 눌러 온 지구가 박살이 나는 걸 예방하기 위해서다. 조심스럽지 않을 수 없다. 소심증이 안 될 수가 없는 세상이다.

소심증이 강점일 수도 있다. 세기적 지휘자 카라얀의 연주를 듣고 있노라면 우선 그 스케일에서 웅장하다. 그러면서도 현 하나 하나의 섬세한 울림이 뇌리 깊숙히 스며든다. 그 완벽한 조화라니 가히 압권이다. 지휘하는 모습 역시 힘이 넘친다. 하지만 세기의 거장인 그에게 소심증이 있었다면 잘 믿기지 않을 것이다.

막이 오르기 직전 무대 뒤에서 서성이는 그의 모습은 한가닥 연민의 정을 느끼게 한다. 손발엔 식은땀이 흘러 손수건이 흥건히 젖었다고 한다.

이젠 눈감고도 할 수 있는 연주다. 하지만 그는 늘 연주 때마다 무대의 숨소리 하나에까지 신경을 곤두세워야 하는 소심증에 시달리고 있었던 것이다. 어쩌면 그것이 위대한 지휘자 카라얀을 만들었는지도 모를 일이다.

나를 바꾼다

적응이 힘든 사람이 있다. 가정에서건, 직장에서건 적응이 안 되면 본인으로선 여간 괴로운 일이 아니다. 두통, 소화불량, 불면

등 심한 노이로제에 시달리게 된다.

　자신이 처한 상황에 적응이 안 될 경우 우리가 할 수 있는 일은 두 가지다. 먼저 생각해 볼 일은 환경을 바꾸는 일이다. 직장이 싫으면 이사를 가야 하고, 가정이 싫을 적엔 따로 살림을 나거나 아주 이혼하는 방법도 있다. 친구가 싫으면 안 만나면 된다. 쉽지는 않지만 까짓 마음만 먹으면 못할 일도 아니다.

　한데 말처럼 쉽게 안 되는 게 세상살이다. 이 방법이 안 될 경우 우리가 할 수 있는 일은 내가 거기에 맞게 바뀌어야 한다. 주어진 환경에 맞게 내가 달라진다면 마찰도 갈등도 일어날 턱이 없다. 아주 간단한 원리다.

　물론 이 역시 쉬운 일은 아니다. 상당한 연구가 필요하다. 직장 상사만 해도 그렇다. 내 마음에 꼭 드는 상사를 만나는 행운은 거의 없다. 작은 실수도 놓치지 않고 힐책을 한다. 조금 늦었다고 야단을 안치나…… 죽을 맛이다. 그렇다고 덤벼들 수도 없고 참자니 속이 끓는다. 때려치우자니 그럴 용기도 없거니와 다른 직장을 구할 실력도 없다. 그렇다면 남은 일은 그런 상사에 맞게 내 생각을 바꾸는 일이다.

　'상사란 다 그런거야. 부하 감독하라고 상사가 있는 건데, 그 잔소리도 못한대서야 말이 되나. 하긴 출근 시간에 늦은 내가 잘못이지. 눈감아 준다면 다행이지만 야단친다고 내가 핏대를 올릴 순 없는 일이지. 회사 기강을 위해 상사로선 어쩔 수 없는 일이다. 이걸 계기로 내 게으른 버릇도 좀 고치자…….'

　생각이 이렇게 돌아가면 까다로운 상사가 고마울 수도 있다.

아니 존경심도 생기고 좋아질 수도 있다.

한결 마음이 가벼워질 것이다. 세상 일은 마음먹기 나름이다. 이런 마음의 변화가 일어나지 않으면 당신은 꼼짝없이 노이로제의 함정으로 빠져들 수밖에 없다.

한판 해 버릴까. 사표라도 던질까? 생각할수록 열불이 난다. 그러나 다음 순간 그럴 자신이 없다는 판단에 부딪치면 그만 골치가 아프다. 회사가 싫어진다. 상사 얼굴만 봐도 혈압이 오른다. 괜히 짜증이 나고 엉뚱한 데 화풀이를 하게 된다. 소화도 안 되고 잠인들 올 리가 없다. 일할 맛은커녕 사는 재미도 없다. 불안과 함께 우울증이 온다. 그렇다고 출근을 안 할 순 없고, 이게 갈등이요 딜레마다.

어느 한쪽은 단념해야 한다. 이럴까 저럴까 망설이는 스트레스가 제일 악질이다. 한쪽 눈 딱 감고 단념하는 것만으로도 좋은 치료가 된다. 이럴까, 저럴까에 빠져 있는 이상 노이로제의 틀에서 헤어나지 못한다.

불행히도 직장인의 상당수가 이 함정에 빠져 있다. 자승자박이다. 물론 상사에게 결정적인 문제가 있을 수도 있다. 하지만 그를 다른 곳으로 보내버릴 실력이 내게 없는 이상 참고 견딜 수밖에 없다.

내가 풀어야 한다. 지금까지처럼 혼자 속 끓이고 핏대를 올리는 방법으로는 해결이 안 된다. 내 마음을 바꾸어야 한다. 그를 이해하도록 노력해야 한다. 존경할 수 없거든 동정을 하는 것도 방법이다. 불쌍한 사람이라고 측은히 여겨 보라.

"딱하기도 하지. 오죽 큰소리칠 데 없으면 졸따구인 나한테 그럴려구. 참 안됐다…….'

좋은 생각은 아니지만 혼자 속을 끓이고 파닥거리기보단 이편이 낫다. 마음이 한결 편해질 것이다. 우쭐해질 수도 있다. 그런 까다로운 상사와도 잘 견뎌낼 수 있는 자신에게 존경심이 생길 것이다.

이제 당신은 세상 누구와도 적응이 될 수 있는 자신감이 생길 것이다. 인생의 큰 교훈을 얻은 셈이다. 인격수양이다.

결론은 간단하다. 짜여진 노이로제의 틀에서 빠져 나와야 한다. 틀을 부수고 나오든지, 아니면 내가 그 안에서 갈등 없이 살아갈 수 있는 방법을 터득해야 한다. 이도 저도 안 되면 틀 속에서 혼자 파닥거리다가 말라빠질 수밖에 없다.

가슴이 답답할 땐

곧 숨이라도 넘어갈 것 같다. 가슴이 죄오는 게 답답하기 그지없다. 숨이 막히고 심호흡을 해도 시원치가 않다. 가슴을 치고 쥐어 뜯기도 한다. 나중엔 가슴이 메이듯 아파 온다.

이쯤 되면 환자는 마치 심장병이나 폐병이라도 걸린 걸로 생각한다. 심전도에서 가슴 사진까지 자청해서 찍는 등 걱정이 태산이다.

물론 검사 소견은 정상이다. 병이 아니란 결론이다. 그렇다면 몸이 아니고 그의 생활 어딘가에 걱정이 있다는 증거다.

일이 잘 안 풀릴 땐 가슴이 답답해 온다. 말 못할 고민이 있을 때도 마찬가지다. 아무리 생각해도 해결의 실마리가 보이지 않을 때도 가슴이 죄어 온다. 그렇다고 누구한테 털어놓을 수도 없는 사연일 때 가슴은 더욱 답답하다.

꼴보기 싫은 상사와 함께 하는 일, 어이없는 일을 당했을 때 ……, 일상 생활의 크고 작은 일들이 우리를 답답하게 만든다. 그러나 이걸 마치 심장병이나 폐병에 걸린 것처럼 오해는 말자.

근심스런 얼굴로 병원을 찾아오지만 원인은 딴 데 있다. 사람 마음이란 참 요사스런 것이어서 한가지 걱정이 안 풀릴 적엔 이를 딴데로 옮겨 가는 묘한 습성이 있다.

직장에서 생긴 걱정을 몸으로 옮겨 간다. 그리곤 마치 가슴병에 걸린 듯한 걱정을 함으로써 원래의 걱정, 즉 직장에서의 괴로운 일을 잊으려는 심리 기전이다.

그러나 밖의 걱정을 몸으로 옮겨 와선 곤란하다. 원래 걱정을 미해결로 묻어 두고 몸에 병만 하나 더 얻은 결과가 되기 때문이다.

정신적 걱정을 신체적 증상으로 옮겨 놓는 이러한 전환(轉換) 기전이 정신·신체 질환의 주축을 이룬다. 특히 우리 한국인은 대인관계에서의 여러가지 갈등을 신체적인 방법으로 곧잘 처리한다.

상대가 내 말을 못 알아들을 때, 내 마음을 몰라 줄 때, 아니면 억울한 누명을 덮어씌울 때 참으로 가슴이 답답하다. 말로도 그렇게 표현할 뿐만 아니라 실제로 가슴이 답답해 오는 걸 느낄 수 있다. '가슴 답답한 사연'이란 말도 그래서 생겨났다.

문제 해결이 어려우면 골치가 아프다고 말하고, 실제로 골치가 아프다. 질투가 날 때는 배가 아프다는 표현을 쓰고, 실제로 배도 아프다.

우리 말에는 신체 언어가 많다. 신체적인 증상, 바로 그 자체가 마음의 표현이 되고 있다. 갈등이 있을 적엔 그것을 곧 말로 표현을 못하고 가슴에 묻어둔다.

서구의 언어 문화권에 비해 우리는 대체로 비언어 문화권이다. 그대신 몸으로 말한다. 따라서 가슴이 아플 적엔 그럴 만한 사연이 있다는 증거다. 특히 억울한 사연, 한맺힌 사연이 있을 적엔 가슴이 답답하다 못해 터질 듯 아프다. 가슴을 쥐어뜯는 사람도 실제로 있다.

어떻게 해도 직성이 풀리지 않는 딱한 사연들은 사노라면 누구에게나 있을 수 있다. 이걸 풀지 않은 채 오래 가슴에 묻어 두면 응어리가 맺힌다. 후끈한 뭉치 같은 것이 가슴을 꽉 틀어막아 숨쉬기도 힘들다고 한숨을 내쉰다.

사람에 따라선 너무 오래 묻어 두었기 때문에 원래의 문제는 마치 없었던 것처럼, 또는 해결이나 된 것처럼 착각하고, 가슴 병만 걱정한다. 풀리지 않는 문제가 가슴에 사무쳐 있는 한 답답한 증상이 가실 리 없다.

문제가 있을 땐 피하지 말고 도전해야 한다. 그렇다고 정면 대결로 결판을 지으라는 뜻은 아니다. 앞뒤 생각 않는 감정의 폭발만으로는 당장은 시원할지 모르지만 문제가 더 꼬일 수도 있기

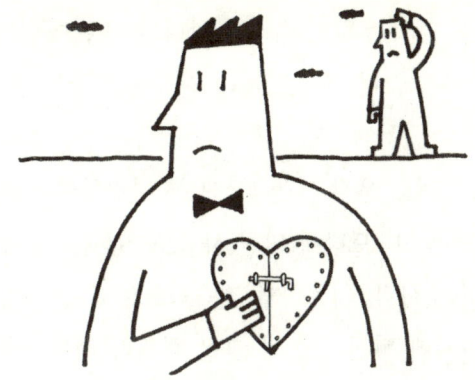

때문이다.

　내 속을 차분히 내보이되 슬기롭게 해야 한다. 다만 답답한 가슴을 움켜쥐고 앉은 채 한숨과 넋두리로 자학은 말자는 거다.

　그래도 풀리지 않을 땐 그 때문에 가슴이 답답하다는 것을 이해는 할 수 있어야 한다. 가슴 병에나 걸린 것 같은 걱정으로 옮겨가진 말자는 거다. 설상가상, 제2의 걱정이 또 하나 더 생기지 않도록 말이다.

사노라면……

　사노라면 가슴 아픈 일도 많다. 배신당한 일, 치욕적인 일, 실패한 일 등 생각할수록 피가 끓고 가슴이 뛴다. 잠도 안 오고 살 기분조차 나지 않는다. 그래서 사람들은 이런 일들을 잊으려고 한다.

　실연의 아픔, 자식을 잃은 어미의 찢어지는 가슴도 모두 잊는 게 좋다고 한다. 잊지 못하고 이대로 가다간 아주 폐인이 될 위험도 없지 않다. 사실 그런 사연으로 내 진료실을 찾는 환자도 상당수다.

어떻게든 잊으려고 온갖 짓을 다 해 본 사람들이다. 술에 취해 곯아떨어지기도 하고, 도박에 미친 사람도 있다. 지쳐 쓰러질 때까지 운동을 하는 사람, 자동차를 전속력으로 모는 사람 등 가지가지다. 자포자기에 빠진 일종의 자살 행위라 해도 과언이 아니다. 잊으려고 한 일로 인해 사고를 당해 보다 더 큰 상처를 입는 경우도 없지 않다.

그러나 분명한 건 이런다고 치료가 되진 않는다는 사실이다. 그때 뿐이지 끝난 후면 다시 기다렸다는 듯이 괴로운 악몽이 되살아난다. 아무리 해도 잊혀지지 않으니까 어떤 환자는 최면을 걸어 달라고도 한다. 전기 치료, 뇌 수술까지 받겠다고 생떼를 쓰는 사람도 있다.

물론 이것도 안 된다. 잊으려고 해선 안 된다. 잊혀지지 않는 걸 억지로 잊으려고 하는 데서 무리가 빚어진다. 그럴수록 더 잊혀지지 않는다는 건 우리 모두의 경험으로 잘 알고 있다. 잊으려고 하는 의식적 노력 자체가 중추를 자극하여 기억을 더욱 새롭게 하는 결과를 만든다. 대뇌의 증폭 작용에 부채질을 하는 행위다.

가슴에 못이 박힌 사연이 그리 쉽게 잊혀질 순 없는 일이다. 잊을 수도 없고 잊어서도 안 된다. 어찌 그 일을 잊을 수 있단 말인가. 괴롭다고 잊으려 한다. 해서 쉽게 잊을 수 있게끔 우리 대뇌가 편리하게 되어 있진 않다. 이게 대뇌의 맹점이다.

생각이 나면 괴롭겠지. 하지만 그대로 둬라. 상처는 건드리면 더 악화되는 법이다. 괴로움도 그대로 받아들이는 수밖에 달리 도리가 없다.

그런 일을 당하고도 괴롭지 않다는 게 오히려 이상한 일 아니냐. 상관하지 않는 태도가 최선의 치료다. 있어도 그만, 없어도 그만, 없어도 그만, 그대로 버려두면 언젠가 그 상처의 세력이 약해질 것이다. 그때까지 기다려야 한다.

세월이 약이다. 지금은 죽을 것처럼 괴로운 일이지만 세월이 흐르면 차츰 그 괴로움도 약해지게 마련이다. 마치 세상이 끝나 버린 것 같은 절망감도 시간이 흐르면서 차츰 희망의 빛이 살아난다. 이게 세월이 갖는 신통한 치료 기능이다.

거기다 우리 인간에겐 스스로를 치유할 수 있는 힘이 비장되어 있다. 고통에 대한 면역도 생기고 저항도 생기게 되어 있다. 괴로운 일도 언젠가는 그저 그런 일로 가벼이 받아넘길 수 있게 되는 날은 반드시 온다.

억지로 잊으려 마라. 생각이 나면 나는 대로 순리에 맡겨야 한다. 그리고 가는 세월을 기다려야 한다. 때로 기억이야 나겠지만 그 기억과 함께 했던 아픈 심경은 흐르는 세월과 함께 차츰 약해진다. 그때까지 억지 쓰지 말고 기다려야 한다. 그 길밖에 도리가 없다. 우주질서를 비롯해서 세상 잡사에도 '흐름'이 있다.

대뇌 중추의 기억에도 흐름이 있다. 세월이 지나면 스스로의 자정능력에 의해 아픈 상처를 치유해 준다. 죽고 싶도록 괴로웠던 실연의 아픔도 세월이 지나면 차츰 가시고 새로운 애인과 다시 뜨거운 사이가 될 수 있는 것도 그래서다.
　세월의 순리를 따라야 한다.

신경성 발발 기전

　노이로제 환자의 특징은 자기 증상을 아주 상세히 이야기한다는 점이다. 이것만으로도 노이로제라는 진단이 가능하다. 의학 서적에도 그렇게 자세한 기록은 되어 있지 않다. 이들에겐 그냥 소화불량이 아니다.
　"고기 먹은 후 3분이 지나면 갈비뼈 왼쪽으로 당기는 듯한 기분이 들다가 2분 후에 오른편 아래로 내려간다. 그때 트림이 세 번 나고……."
　뱃속을 들여다본 듯 자세하다. 음식과 위장 상태 등에 관한 상관관계를 도표로 그려 오는 환자도 있다. 그 연구 관찰법이 얼마나 정교하고 과학적인지 마치 의학 논문 같다. 감탄이 절로 난다.
　증상 설명이 이 정도면 진단은 간단하다. 이건 의문의 여지가 없는 신경성이다. 그러나 문제는 다음이다. 그 하나하나의 현상에 대해 설명을 요구한다.
　아픈 건 왜 그러냐? 트림은? 꿈틀 할 때는 무슨 일이 ……?
　끝이 없다. 의사는 할 말이 없다.
　멍하니 쳐다보고 있노라면 환자가 나름대로의 설명을 시작한다. 이건 숫제 의학 강의다. 어디서 배웠는지 제법 근거 있는 설명도 한다. 주객 전도다. 진료비를 받을 게 아니라 의사가 수강료를 내야 할 판이다.

일이 이쯤 되면 진단은 아주 명백해진다. 특별한 검사를 해 볼 필요도 없다. 그토록 꼼꼼히 신경을 쓰고 있으니 병이 안 날 수가 없다.

증상에 관한 연구도 많이 했고, 아는 것도 많다. 이게 문제다. 온종일 그러고 앉았으니 병이 안 생길 수도 없고, 또 나을 수도 없다. 밥 한 술 넘어갈 적마다 어디쯤 어떻게 내려가고 있는가를 생각하고 앉았으니 소화가 될 까닭이 없다.

너무 생각하지 말고 따지지도 말자. 음식을 맛있게 먹은 이상 소화는 위장에 맡겨야 한다. 소화는 머리로 하는 게 아니다. 거기까지 신경을 써가며 지켜봐야 할 이유가 없다. 그냥 두면 잘될 것도 신경을 쓰면 더 안 되는 게 소화다.

어디 그렇게 할 일이 없을까. 넘어간 음식에 신경을 쓰고 앉았으니 실로 딱한 사람이다. 바쁜 사람은 병이 없다. 한가로이 앉아 신체의 작은 변화에까지 왜 그럴까고 신경을 쓰니 병이 생긴다.

소화만이랴, 신체의 어느 부위 어떤 현상에도 행여 병이 아닌가고 계속 신경을 쓰노라면 대수롭지 않은 일도 나중엔 진짜 병이 된다.

이 말이 믿기지 않으면 다음의 실험을 해 보라. 가령 왼편 무릎에 주의를 집중해 보라. 괜히 근질근질하고 뻐근한 기분이 든다. 무릎을 움직여 본다. 어쩐지 전같지 않다. 자세히 보니 오른쪽보다 부은 것도 같다. 걸음걸이가 이상해지고 계단 오르기가 거북해진다…….

　이게 소위 신경성 병의 발병 기전이다. 멀쩡한 신체 기능을 괜히 앉아 신경을 쓰다 진짜 병을 만든 것이다.

　인생을 열심히, 바빠 사는 사람에겐 적어도 '신경성' 만은 없다. 그렇게 살아야 한다. 보다 큰 목표를 향해 전력투구하는 사람에겐 신경성이야말로 사치스런 병이다.

　정신과에 여자 환자가 많은 것도 그래서다. 남자들이야 일에 쫓겨 아플 겨를도 없지만 좀 아프기로소니 병원에 올 시간도 정력도 없다. 하지만 집에 있는 주부는 아무래도 시간이 많다. 생활 전반이 동적이기보다 정적이다. 앉아 있는 시간이 길어지니 병에 대한 생각도 많이 하게 된다. 주부는 작은 신체의 변화(혹은 정상적인 현상까지)에도 요모조모 따지기 때문에 앉아 병을 만든다. 이럴 경우의 치료는 털고 일어나 밖으로 나가는 길이다.

긁어 부스럼

　평소엔 펄쩍 뛰던 사람도 설날 아침 신수점쯤은 못 이기는 체 보는 수가 많다. 올해 운수가 어떨는지, 가벼운 흥분에 들뜨기도 한다. 짜릿한 맛도 있다.

　가족끼리 모여앉아 웃고, 축하하면서 가족놀이쯤으로 가볍게 하는 거라면 그런 대로 좋다. 문제는 이렇게 가벼운 기분으로 보고 잊어버려야 할 점괘가 그 해를 넘길 때까지 계속 악령처럼 따라다니는 경우다. 거기에 신경이 쓰여 두통, 불면증, 드디어 중증 노이로제에 빠진 사람도 보았기 때문이다.

그뿐 아니다. 물을 조심하라는 점괘 때문에 '기왕이면……' 하는 소심증이 발동, 해외 출장까지 기피한 회사원이 있었다. 기왕이면 좋은 게 좋지, 물을 조심하랬는데 굳이 물 건너가야 할 까닭이 없지.

일부러라도 가야 할 사람이 굴러들어온 복을 차버린 것이다. 덕분에 그는 승진에도 누락, 깊은 우울증에 빠졌다. 그것까지는 좋다고 치자. 약혼녀와의 해수욕도 거절하고 나니 끝내 딱지를 맞고 실의에 빠진 이 청년은 드디어 강물에 투신 자살을 기도하기에 이른다.

그가 응급실에 실려온 후, 그 엄마의 푸념이 걸작이다.

"이놈아! 물조심 하랬는데."

점괘 때문에 괜히 기분이 찜찜한 게 마음에 걸리는 수도 있지만, 이렇게 아주 신세를 망치기도 한다. 횡재수가 있다는 점괘를 믿고 증권 투자, 부동산 투기까지 하는 엉터리도 있다.

큰 병을 앓겠다는 점괘 때문에 별스럽지도 않은 소화불량을 마치 위암이나 걸린 듯 착각하고 '아! 드디어 올 게 왔구나' 하고 체념하는 환자도 있다. 마치 기다리기라도 했던 사람 같다. 그리고는 끝내 숙명적인 위암 환자가 되어 버린다. 자기 힘으로는 어쩔 수 없는 일로 체념한 환자였다.

진단 결과 가벼운 위염으로 판정났지만 그는 좀처럼 믿으려 들지 않았다. 이 정도면 진짜 환자다. 그리곤 한다는 소리가 '그

점쾌 참 용하다'고 탄복(?)을 한다.
 점쾌 노이로제라는 병명은 없지만 우리나라에는 이런 환자가 적지 않다. 미신적 풍토가 아직 우리 민간에 뿌리깊이 성행하고 있다니 사람 마음이란 참으로 불가사의하다. 현대 사회가 그만큼 불확실하다는 반증이기도 하다. 하지만 그럴수록 믿어야 할 것은 자기 자신이다.
 자신의 판단, 자신의 의지에 기대야 하는 게 순리다. 불행히도 자신이 없는 사람일수록 운명적인 것에 의지하려는 경향이 높다. 그것이 노이로제의 씨앗인 것이다.
 마음이 약한 사람에게 점쾌란 용케 들어맞게 돼 있다. 그걸 믿고 그대로 따르니 그렇게 될 수밖에 없다. 맥베드가 마귀의 말을 믿지 않았던들 그의 운명이 그렇게 되진 않았을 것이다.
 정신적으로 건강한 사람은 점을 보지 않는다. 심심풀이로 봤다 하더라도 그냥 웃고 넘겨야 한다. 이게 안 되는 사람이면 아예 보질 말아야 한다. 이상하게도 봐선 안 될 사람일수록 더 보고 싶어하니 이게 문제다.
 긍정적인 의미도 있지 않느냐고 항의할 수도 있다. 실의에 빠진 사람에게 희망을 주고, 망설이는 자에게 결심을 하게 한다지만, 그건 더욱 문제다. 점쾌를 빌어서야 일어설 만큼 자신이 약하다는 증거가 되기 때문이다.
 점쟁이 말에 의해 결심을 굳힌다면 당신의 정신 상태는 어디엔가 결정적인 취약점이 있다는 뜻이다. 그런 결심이라면 아니한만 못하다.

신수점. 공연히 긁어 부스럼 만들지 않는 게 좋다.

병원 대신 산으로

참을성 없는 건 노이로제의 대표적 증상이다. 그러나 그건 불안이나 작은 통증에 관해서일 뿐, 다른 면에선 대단한 인내심을 발휘한다. 머리 좀 아프다고 그 먼 눈길을 헤집고 병원을 찾아온다. 온다고 금방 진찰을 받나? 몇 시간을 기다려야 한다. 때론 점심도 굶고 비좁은 대기실에 앉을 자리도 없이 기다려야 한다. 이런 것들은 여간한 인내심으로는 불가능한 일이다.

의사 입장에선 민망스럽기도 하고 딱하기도 하다. 저러고 여기까지 와 기다리느니 차라리 집에서 안정을 취하는 게 낫지 않을까? 웬만하면 귀찮아서도 안 올 텐데 신경성 환자는 그렇지 않다. 그뿐인가. 힘들고 아픈 갖가지 검사에도 선선히 응한다. 까다로운 진단 검사 절차에 아주 협조적이다. 병원측으로선 고마운 환자다.

그러나 생각할수록 신기한 건 이렇게 잘 참는 환자가 머리 좀 아픈 건 왜 참지 못할까 하는 점이다. 물론 처음 얼마는 참고 버텨 보기도 했을 것이다. 진통제도 먹었겠지. 한데도 자주 재발하니 슬슬 걱정이 되었을 것이다. 암인가, 혈압인가, 아니면 속에 이상이라도 생긴 건가.

이 정도는 누구나 할 수 있는 걱정이다. 그럴 땐 당연히 병원으로 가야 한다. 귀찮은 검사도 받아야 한다. 검사 결과가 정상이라면 일단 믿고 견뎌야 한다. 여기까지는 누구나 다 하는 일이다. 한데 신경성은 여기서 끝나지 않는다. 별것 아닌 줄 알면서도 계속 찾아온다. 바로 이 점이 병을 악화시키는 요인이다.

'신경성'이란 기능적인 문제다. 마음 씀씀이에 따라 달라진다는 뜻이다. 좀 아픈 건 참아야 한다. 미련을 떤다고 큰 탈이 날 것도 아니다. 그러노라면 좀 나아지는 게 신경성의 결과다. 한데도 신경성에겐 이런 여유가 없다. 자기는 인내심이 없어 그게 안 된다는 것이다. 이게 그의 솔직한 자화상이다. 그렇다고 이것이 그의 전체적인 인간상은 아니다.

그에게도 강한 인내심이 있다. 의지도 강하다. 귀찮은 검사를 참아내는 것도 그렇고, 추우나 더우나 병원 약속만은 반드시 지키는 것도 보통 사람은 하기 힘든 일이다.

이걸 확인해야 한다. 자신의 전체를 다 볼 수 있는 시야가 필요하다. 당신이 생각하는 만큼 의지가 약한 것도, 인내심이 없는 것도 아니다.

병원에 오는 정성으로 운동이라도 해 보라. 맑은 공기를 마시며 산에 오르는 것도 좋은 치료다. 그 편이 돈 써가며 컴컴한 병원 복도에 죽치고 기다리는 것보다 훨씬 유익하다.

병원행 발길을 산으로 돌려라. 마음만 먹으면 할 수 있는 일이다. 이건 인내의 문제가 아니라 방향의 문제다.

제2장
스트레스는 적이 아니다

제2장 스트레스는 적이 아니다

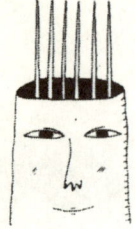
신경성과 스트레스는 불가분의 관계이다. 스트레스성 질환은 만성병이어서 어느 하나로 대신해 써도 그다지 틀린 말이 아니다. 초기에 대응하는 것이 중요하다. 가벼운 증상이라도 방치해 두지 말고 검진을 받고 조기에 과학적인 대처를 해야 한다.

스트레스와 신경성

소음은 스트레스다. 공해 중에도 악질적인 스트레스로 작용한다. 하지만 소음이라는 스트레스는 이를 어떻게 해석하느냐에 따라 나에게 주는 의미나 영향이 크게 달라진다.

내 경험담 한 토막이 도움이 될 것 같다.

내가 이사올 당시 여의도는 아파트 신축 붐이 일고 있었다. 조용히 해 달란다고 말을 들을 상황이 아니다. 생각다 못해 갖고 있는 돈을 몽땅 털어 소음의 원흉인 그 건설회사의 주식을 샀다.

주주가 되고 나니 그날 밤 현장 소음이 자장가처럼 달콤하게 들리는 게 아닌가. '그래, 지어라. 밤새도록 지어라. 주가가 치솟으면 나도 한번 부자가 되어 보자.' 생각이 이렇게 돌아가니까 그

시끄럽던 소음이 어제와는 달리 아주 상쾌한 음악처럼 들렸다.

같은 스트레스도 생각하기 나름이다. 건설 현장의 소음 그 자체는 누구에게든 똑같은 강도로 청각을 자극한다. 그러나 청각에 전달된 이후 이것을 어떻게 해석하고 받아들이느냐 하는 것은 각자의 생각이나 마음쓰기에 따라 달라진다.

요즈음 '스트레스'와 '신경성'이란 말을 혼용해서 쓰고 있는 것도 그래서다. 신경성이라 해도 좋고 스트레스성 신경이라 해도 좋다. 외부에서 들어오는 물리적 자극으로서의 스트레스 그 자체는 객관적으로 다를 바 없지만 이를 어떻게 받아들이느냐 하는 것은 주관적인 문제다. 즉, 스트레스 자체는 객관적이다. 그러나 이것이 우리 신체에 미치는 영향은 '마음'이라는 곳을 거쳐야 하기 때문에 마음먹기 따라 달라지는 것이다.

이렇게 두고 볼 때 신경성도 마음이고 스트레스도 결국 마음이라는 결론에 이른다.

물론 생각할 겨를도 없이 오는 갑작스런 충격적 스트레스도 있다. 무심코 걸어가는데 뒤에서 갑자기 경적을 울리면 소스라치게 놀란다. 거의 반사적이다.

이것은 동물의 개체 보존의 본능적 반응이기 때문에 우리에게 생각할 겨를도 주지 않고 즉각적인 도피 반응이 나타나게 한다.

이런 경우를 제외한 만성적이고 약한 정도의 스트레스는 반드시 마음을 통해 해석, 조절된다.

물론 스트레스란 외부에서 오는 자극만이 아니다. 내부에서도 온다. 가령 멀쩡한 사람이 '내가 혹시 병에 걸린 건 아닌가' 하고 걱정을 하는 순간 이 자체가 스트레스로 작용한다. 1장에서 다룬 소위 '신경성'이라는 문제는 모두 이 경우에 해당된다. 즉, 모든 신경성은 최종적으로 스트레스라는 형태로 중추에 영향을 미친다.

이를 중추의 기능별로 설명하면, 우선 외부의 '자극(스트레스)'이 들어오면 일단 이 자극은 대뇌의 신피질에 전달된다. 여기서 그 자극을 분석하고 판단한다. 그리고 그 해석 여하에 따라 구피질에 적절한 반응이 나타나게 된다. 구피질은 생명과 직결되는 중요한 기능을 담당하고 있는데, 식욕·성욕·호흡·체온·공격성 등이 이에 속한다.

지식·이성·판단·느낌 등 우리 마음의 집인 신피질은 주로 전두엽에서 그 기능을 주관하므로 스트레스란 '구피질에 대한 전두엽의 압박'이라 해도 정확한 표현이 된다. 동물에 비해 인간은 전두엽이 특히 발달되어, 이것이 인류 문명을 일구어온 원천이 되고 있다.

미래를 생각하고 창조적 능력을 발휘하는 곳이 여기다. 그러나 바로 그런 기능 때문에 불안의 원천이 되기도 한다.

내일을 걱정할 수 있는 것은 인간만의 고유 능력이다. 그러나 바로 그 능력 때문에 우리에겐 미래에 대한 불안이 생겨난다. 이것이 스트레스다. 스트레스가 있다는 것은 의학적으로 전두엽이 구피질을 압박한다는 뜻이며, 그럴 땐 식욕·성욕이 떨어지는 등의 반응이 나타나게 된다.

신경성과 스트레스는 불가분의 관계에 있으며 통상적으로 어느 하나로 대신해 써도 그다지 틀린 말은 아니다.

자율신경의 정체

스트레스가 생긴다. 즉 어떤 자극이 중추에 전달되어 신피질의 인지 · 해석 · 판단을 거치면 거기 따른 본능적 대응을 하게 되는 곳이 구피질의 자율신경 사령부이다. 여기서 그때 처한 상황에 맞게 여러가지 생리적 준비를 하도록 온몸을 긴장, 흥분시킨다.

스트레스가 만성적으로 작용하면 거기 따라 자율신경계도 만성적인 긴장, 흥분 상태에 놓이게 됨으로써 우리 신체 전반에 여러가지 증상이 나타난다. 이런 상태가 오래 지속되다 보면 나중엔 위험 상황이 아닌데도 자율신경이 습관적으로 흥분하거나 긴장하는 부조증(不調症)이 나타난다.

흔히 스트레스 병이니 문화병 · 성인병 · 신경성 하는 것은 '자율신경 부조증'이 그 주범이다. 소위 말하는 신경성의 정체도 바로 여기서 비롯된다. 즉 자율신경 계통이 기능적인 변조를 일으킨 상태이다. 현대인에겐 이게 만병의 근원이라 해도 과언이 아니다.

우리 몸에는 두 종류의 계통이 있다. 팔 다리 등 내 명령대로 움직일 수 있는 '체신경(體神經)'과 내 명령과는 상관없이 자체 리듬에 따라 움직이는 이른바 '자율신경'이 있다. 문제는 이 자율신경인데, 이게 만약 내 생각대로 조정이 된다면 인류는 현대병에서 해방될 수 있을 것이다. 그러나 불행히도 자율신경은 우리 의지로 지배될 수 없는 치외법권의 영역이다.

그렇다면 이 자율신경이 왜 처음부터 우리 몸에 생겼을까 하는 의문이 생긴다. 내 의지나 명령에 따르지 않는 신경 계통을 창조주는 왜 만들어 놓았을까? 이것만 없어도 인류는 건강할 수 있을 것인데. 신경성 두통, 소화불량 등 그 수많은 현대병으로부터 해방될 수 있을 텐데. 아쉽기 짝이 없다. 팔 다리처럼 우리 뜻대로 움직일 수만 있다면 얼마나 좋을까?

불행히도 내장기관에 분포되어 있는 이 자율신경은 자기 스스로의 리듬에 의해 자율적으로 움직인다. 그래서 '자율신경(自律神經)'이다. 신체 내부의 균형에 따라 자동적으로 조절되게 돼 있다.

사실은 여기에 오묘한 생명의 신비가 있는 것이다.

자율신경이 우리 말을 듣기만 한다면 병이 나지도 않을 것이다. 연단에 올라서 심장이 두근거리면 '조용히 하라'는 명령 한 마디로 마음이 차분히 가라앉을 수 있을 것이다. 소화가 안 되면 소화를 잘시키라고 명령하고, 변비가 오면 활발한 대장 운동을 명령할 수도 있다. 이쯤 되면 병이 날 수도 없지만, 난다고 걱정될 게 없다.

불행히 자율신경은 이게 안 된다. 그렇다면 조물주는 이 문제의 신경 계통을 왜 만들었을까? 물론 여기에는 그래야 할 중대한 이유가 있다. 무엇보다도 이게 있기에 유지된다는 사실이다.

만약 내장 운동이 모두 우리의 의식적 명령에 의해 움직여진다면 밤에 잘 때 심장은 누가 뛰게 하며 소화며 호흡은 또 누가 명령할 것인가? 이런 것들이 저절로 되지 않고 명령을 해야 움직인다면 생명은 단 몇 분도 지탱하지 못할 것이다.

이건 저절로 움직여야 한다. 생명체의 고유 리듬에 의해 자동적으로 조절되어야 한다. 생명과 직접 연관된 중요한 기능이 모두 자율신경 지배하에 있는 소이가 여기 있다.

자살하려는 사람이 '심장아 멎어라' 한다고 그만 심장 박동이 멎어버린다면 이 세상에 살 사람이 몇이나 될까? 생각할수록 끔찍한 일이다. 이게 마음대로 안 되기 때문에 우리는 생명을 부지하고 있는 것이다.

이렇듯 중요한 기능을 담당하는 자율신경 사령부는 중추신경의 시상 하부에 있다. 여기가 중추신경계 구피질의 핵심 부위다.

물론 중추신경 전체와의 조화나 균형에 따라 기능하고 있지만 다른 어느 부위에 비해 독자적으로 움직이고 있는 것이 특징이다. 무엇보다 생각이나 판단의 사령부인 신피질(특히 전두엽)의 직접 명령에 따르지 않는 특징이 있다. 하지만 여기가 생명의 중추다. 머리를 다쳤을 때 이 부위가 손상되면 즉사한다.

자율신경은 생명을 지켜 주고 있다. 따라서 무리가 가지 않도록 잘 관리해야 한다. 생명의 기능을 원활히 수행할 수 있도록 생체의 순리에 따라야 한다.

자율신경 부조증

자율신경은 외부에서 들어오는 스트레스에 대해 민감하게 반응한다. 생명을 안전하게 지키기 위한 개체 보존의 본능이다.

발걸음 소리에 신경을 곤두세운다. 이윽고 시각을 통해 그가 강도로 확인된 순간(신피질의 판단 기능에 의해) 이 자극은 싸우거나 달아날 준비를 갖추어야 한다.

전신에 비상 동원령이 내려진다. 아드레날린을 분비시켜 혈당을 올려야 힘이 난다. 그와 동시에 자율신경계를 흥분시켜 팔다리 근육에 혈액 공급을 많이 해야 한다. 싸울 적엔 팔 다리가 제일 중요하기 때문이다. 숨도 가빠야 한다. 산소 공급을 위해서다. 혈액 공급을 위해선 혈압도 오른다.

적의 동정을 살피기 위해 눈동자가 커진다. 한편 싸울 적엔 내장기관은 별 쓸모가 없다. 따라서 위장은 위축되고, 운동도 정지된다. 위액 분비도 적어지고, 혈류량도 떨어진다.

이것이 스트레스에 대응하기 위한 자율신경계의 반응이며 또 신체 각 기관에 미치는 영향이다. 이와 같이 스트레스에 대한 반응은 온몸 전체에 일어나는 것이 특징이다. 그리고 이런 반응은 작고 큰 스트레스에 대해 우리가 의식 못하는 사이에도 일어나고 있다.

어쩌다 한번 강도에 놀란 사람은 바스락 소리에도 소스라치게 놀란다. 그럴 적마다 앞서 열거한 스트레스 반응이 연쇄적으로 일어난다. 이런 일이 몇해 계속되다 보면 대뇌 속엔 '소리→강도→달아나라' 라는 자극 반응 셋트가 형성된다.

이렇게 되면 안전한 환경에서 여럿이 함께 있는 동안에도 바스락 소리가 나면 똑같은 반응이 일어난다.

환자 자신도 안다. '지금 여기는 안전하다. 그렇게 놀랄 필요가 없다. 진정해라.' 자신에게 타일러 보지만 소용이 없다. 소리가 나면 그는 또 놀란다. 전혀 놀라야 할 상황이 아닌데도 자율신경계는 계속 같은 반응을 한다.

이런 현상을 자율신경 부조증이라 부른다. 즉, 환경과 자극과 반응의 조화가 잘 안 되고 있는 병적인 상태에 빠진 것이다.

처음부터 무리한 연쇄반응이, 부조증이 오지 않도록 평상의 마음상태를 바르게 가져야 한다. 한번 잘못 형성된 연쇄반응은 오래도록 없어지지 않는다. 특수한 전문적 치료를 하지 않는 이상 평생을 갈 수도 있다.

개에게 놀란 적이 있는 사람이 개가 그려진 그림만 봐도 가슴이 두근거리는 것도 같은 이치다. 어릴 적 아버지에게 되게 혼난 애들은 자란 후에도 윗사람과 식사를 하면 소화가 안 되고 배가 아프다. 의식적으로는 소화가 안 될 까닭을 이해할 순 없지만 한번 형성된 연쇄 작용은 잠재의식 속에 오래 남아 있기 때문이다. 이유없이 오는 내장기관의 만성적인 부조증에 정신 치료가 필요한 까닭은 여기에 있다.

상쾌한 피로

나무꾼 생각엔 등산객은 돌아도 많이 돈 사람이다. 어차피 내려올걸 왜 저리 기를 쓰고 올라가는지 까닭을 알 수 없다. 그 먼 길을 찾아와서 구슬땀을 흘리는 저 힘든 고생을 왜 사서 하느냐

말이다.

　한데도 도시인은 주말이면 산에 오른다. 그리곤 녹초가 되어 돌아온다. 손가락 하나 움직일 수 없는 KO상태가 된다. 다리도 아프고 어깨도 결린다. 피로하다. 하지만 그게 얼마나 기분 좋은 피로인지는 등산을 해 본 사람만이 안다.

　피로에도 이렇게 기분 좋은 피로가 있다. 등산뿐인가. 탁구, 테니스, 조깅 등 무슨 운동이건 마찬가지다. 생각만 해도 신이 나고 기분이 좋다.

　드디어 잠자리에 들었을 때의 그 순간은 온 세상을 얻은 듯한 만족이다. 무엇 하나 부러울 게 없다. 내일 세상의 종말이 온다 해도 난 지금의 이대로가 좋다. 온몸을 지그시 눌러대는 피로, 정말 기분이 좋다. 몸은 녹아 있고 마음은 하늘을 날 것처럼 상쾌하다.

　이게 건강한 피로다. 이 즐거운 피로를 맛보기 위해 오늘 하루 열심히 뛴 것이다. 돈까지 들여가면서 말이다. 지금 내 몸엔 한

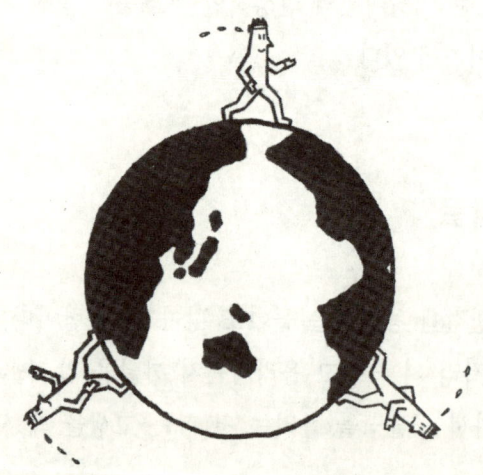

주일 쌓인 노폐물이 온종일 흘린 땀방울과 함께 다 씻겨 나갔다. 거친 호흡과 함께 폐부에 쌓인 먼지도 날아갔다. 쾅쾅거리는 심장의 박동과 함께 혈관에 낀 찌꺼기도 다 씻겨 내려갔다. 이제 내 몸에 남은 건 건강한 피로뿐이다.

이런 상쾌한 기분 속에 스르르 잠이 온다. 누가 안아가도 모를 깊은 잠 속에 빠지는 것이다.

지금 당신은 아무 걱정도, 두려움도 없는 평화스런 모습이다. 천하태평의 자세다. 이게 건강한 피로다.

이튿날 아침 일어날 때도 기분이 좋다. 밤새 깊은 잠을 잤으니 어제의 피로감도 말끔히 가셨다. 전날 운동이 과했을 경우 다리가 아직 뻐근할 수는 있을 것이다. 하지만 기분은 좋다. 이러한 급성 피로는 대개 하룻밤 자고 나면 다 풀린다.

우리의 하루 생활은 이렇게 진폭이 커야 건강한 상태다. 온종일 뻘뻘 흘리며 뛰어다닌 밤엔 잠도 깊다. 산이 높으면 골이 깊은 거나 같은 이치다.

정신 노동을 주로 하는 도시인에겐 이처럼 운동이 곧 휴식이다. 해서 요즈음 전문가들은 이를 운동성 휴식으로 부르고 있다.

쉰다는 것은 아무 일 않고 조용히 앉아 있는 것으로 알고 있는 대개의 사람들에게 이러한 개념은 선뜻 이해가 안 될 것이다.

인류의 긴 역사를 훑어봐도 그렇다. 원시인은 들짐승과 다를 바 없었다. 온종일 뛰고, 싸우고, 달아나고, 숨고 하면서 하루하루가 생존을 위한 투쟁의 연속이었다. 밤이 되어야 비로소 동굴로 돌아와 두다리 뻗고 편히 잘 수 있었다.

그때는 건강했다. 그러나 문명의 발달과 함께 인류는 편해졌다. 그렇게 땀흘려 뛸 필요도 적어졌다. 머리만 잘 쓰면 뛰지 않아도 되는 시대가 온 것이다. 그러나 이것이 현대 인류의 건강의 적이 된 것이다.

짐승처럼 튼튼한 건강을 되찾기 위해 우리는 다시 뛰어야 한다. 짬이 나면 뛰어야 한다. 그렇게 함으로써 불쾌한 피로 대신 상쾌한 피로를 맛볼 수 있게 된다. 땀을 흘려야 한다. 하루, 아니 1주일에 한번만이라도 이런 피로를 맛봐야 한다.

기억하라, 사람은 '움직이는 물체', 즉 동물이란 사실을. 동물은 움직이는 상태가 정상이요 생리적이다. 들판의 짐승은 할 일이 없어도 뛴다. 그게 동물의 본능이기 때문이다.

뛰고 땀을 흘리는 동물에겐 잔병이 없다. 소화불량? 심장병? 동맥경화증? 그게 걱정이거든 뛰어라, 뛰어!

불쾌한 피로

피로에는 두 얼굴이 있다. 상쾌한 피로, 건강한 피로가 있는가 하면 불쾌한 피로도 있다. 이 불쾌한 피로가 병을 만든다. 온종일 직장 스트레스에 시달려, 거기다 하는 일은 잘 안 돼, 책상머리에 앉아 끙끙대며 보내야 했던 하루였다.

밤늦은 퇴근, 발길이 무겁다. 누가 말을 걸어도 귀찮기만 하다. 잘못 건드렸다간 폭발이라도 할 것 같다. 피로하다. 이게 진짜 불쾌한 피로다. 배는 고파도 밥맛은 없다. 졸립긴 해도 잠은 안 온다. 얼굴엔 짜증만 가득하다. 병적인 피로다.

 이런 피로가 병을 만든다. 이게 만성적으로 쌓인 채 회복되지 않으면 만성 피로 증후군, 이른바 스트레스성 질환이 유발되는 것이다.

 두통·소화불량·불면증 등의 스트레스 3대 증상은 이런 상태에서 생긴다. 이런 증상은 적절한 대책을 세우지 않고 방치해 두면 만성병으로 진행된다.

 불쾌한 피로는 대개 정신 노동을 한 경우에 잘 온다. 신나는 운동을 하고 난 후의 피로와는 질적으로 다르다. 짜증스럽고 불쾌하다. 피곤해 죽겠다고들 하지만 진짜 피로는 아니다. 축 늘어져 앉아 있지만 옆집에 불이 나면 잽싸게 달아나는 것만 봐도 그렇다. 손마디 하나 꼼짝할 수 없다던 사람치곤 그 행동이 너무 날쌔다. 실제로는 피곤하지 않다는 증거다. 마라톤 선수가 골인한 순간의 피로와는 전혀 그 내용이 다르다.

 이 차이를 잘 생각해야 한다. 한마디로 도시인의 피로는 가짜다. 피곤하다는 느낌뿐이지 신체적으로는 전혀 피로한 상태가 아니다. 힘이 없다는 느낌일 뿐 실제로 힘이 없는 건 아니다. 하지만 피로 같지도 않은 이 불쾌한 피로가 병을 만드는 게 문제다. 거기엔 몇가지 이유가 있다.

 첫째, 정신 노동에서 오는 정신적 스트레스에 시달리다 보면 중추의 무드가 어둡고 침침하다. 상사의 잔소리, 일은 안 풀리는데, 마감기일은 다가오고……. 침이 마른다. 일할 자신이 없다.

모든게 부정적이다. 의욕도 기력도 없다.

둘째, 신피질의 정신적 스트레스가 구피질을 압박하면 식욕, 성욕 등 본능적 욕구가 떨어진다. 무리의식도 떨어져 나 혼자 내버려뒀으면 싶다.

셋째, 일에 쫓기느라 운동할 시간이 없으니 하루 생활의 진폭이 평탄하다. 잠이 깊을 수가 없다. 긴장된 꿈도 꾸는 등 얕은 잠이 들었다 깼다 한다. 잠이 이러니 휴식이 될 수 없다.

끝으로 이튿날 기분은 엉망이다. 온몸이 무겁고 아프다. 잔 것 같지도 않고, 일어날 기분도 아니다. 밥은커녕 출근도 싫다.

이것이 만성 피로, 만성 스트레스의 종점이다. 이런 사람은 보기만 해도 병자 같다. 얼굴엔 화장기도 없고 윤기, 생기도 없다. 주름살이 깊고 머리카락조차 메말라 있다. 눈빛도 어둡다.

뚜렷이 아픈 데도 없이 온몸이 아프다. 만성 긴장으로 인해 특히 목근육 인대에 섬유 조직염이 잘 생겨 심한 통증으로 고생한다. 맛사지로도 잘 풀리지 않아 점점 더 세게 하여 아주 맛사지 중독에 걸린 젊은이도 적지 않다.

이런 일들이 만성적으로 진행되면 만성적인 피로가 축적, 소위 만성 피로 증후군이 생긴다.

만성 피로는 만병의 근원이다. 이런 병적인 피로가 내 몸에 쌓이고 있는지의 여부를 알아내는 척도는 아주 간단하다. 아침에 눈을 떴을 때의 기분이 어떻느냐에 달려 있다.

상쾌한 아침이구나 하고 용수철처럼 벌떡 일어날 수 있다면 완전한 피로 회복이 되었다는 증거다. 반대로 잔 것 같지도 않고,

온몸이 무겁고 아픈 등 일어나기 힘들다면 어제의 피로가 완전히 가시지 않았다는 증거다. 이러한 피로 축적이 하루 이틀 쌓이면 문제의 만성 피로 증후군이 오게 된다.

이런 악질적인 피로가 처음부터 쌓이지 않게 해야 하는 것이 예방이며, 또 어쩔 수 없이 쌓인 경우에는 과학적인 방법으로 대처해야 한다.

스트레스가 위장을 뚫는다

스트레스가 병을 만든다는 건 이젠 상식이다. 하지만 이 사실을 곰곰히 생각해 보면 참으로 신기한 일이다. 보이지도 만질 수도 없고, 맛도 색깔도 없는 그렇다고 병균도 아니면서 이것이 어떻게 인체에 치명적인 손상을 입힐 수 있는지 신기한 일이다. 하지만 부인못할 사실은 스트레스가 위장을 뚫는 파괴적인 위력을 가졌다는 점이다. 위장 천공만이 아니다. 관절을 붓게 하고 대뇌 기능, 심장까지도 멎게 한다.

물론 이런 치명적인 스트레스성 질환이 하루아침에 갑자기 오는건 아니다. 떨어지는 물방울이 바위를 뚫듯 오랜 세월에 걸쳐 만성적으로 작용함으로써 끝내는 장기에 중대한 병변을 만들어 내는 것이다.

쉽게들 스트레스 운운하면서 만만히 생각하는 사람도 있지만 천만의 말씀, 초기에 과학적인 대처를 하지 않을 경우 치명적일 수 있다는 사실을 유념해야 한다.

스트레스성 질환은 만성병이어서 발병하기까지만도 수 년, 혹은 수십 년이 걸리지만 일단 발병하면 치료 역시 수 년, 혹은 평생이 걸리기도 한다. 따라서 초기 대응이 중요하다.

스트레스 병의 초기 증상은 누구나 흔히 경험한다. 괜히 피곤하고 일의 능률이 오르지 않으며 온몸이 뻑적지근하다. 밥맛도 없고 잠도 얕아진다. 머리가 무겁고 띵하며 주의 집중이 잘 안 된다. 이 정도면 스트레스 증후군의 초기 증상이 분명한데, 전문 용어로는 경계 반응기라 부른다. 즉, 피로가 쌓였으니 적당한 휴식을 취하라는 경고의 신호다. 특히 활력이 넘쳐야 할 오전중에 이런 증상이 온다는 건 상당히 위험한 신호로 받아들여야 한다.

이럴 땐 즉시 하던 일을 줄이거나 잠시 접어두고 휴식을 취해야 한다. 그러면 이상하게도 몸이 그전보다 더 활력에 넘치는 걸 느낄 수 있다. 즉 '피로 후의 휴식'을 통해 우리 몸이 더 튼튼해졌음을 의미한다.

이런 현상을 저항력이 커졌다고 하며, 이 단계를 '저항기'라 부른다.

적당한 피로와 과학적인 휴식을 조화롭게 잘 이용함으로써 우리 몸에 저항력을 기를 수 있다. 우리가 단련이니 훈련이니 하는 것은 이런 저항기 현상을 적극적으로 활용하는 것을 의미한다.

불행히 경계 신호를 받고도 강행군을 계속하면 저항력은커녕 점점 피로가 쌓여 아주 녹초가 된다. 스트레스 의학에선 이를 '피로 곤비기'라고 부르며, 이때부터 신체 여러 기관에 본격적인 증상이 나타나기 시작한다.

처음엔 막연한 증상이 신체 이곳저곳에 일어난다. 이런 초기 단계에선 안 아픈 데가 없다는 것이 환자들의 호소다. 그러나 시간이 경과하면서 환자에 따라 특히 민감하거나 취약한 특정 장기에 증상이 고착된다. 이 단계에선 환자마다 호소가 달라진다. 두통을 주로 호소하는 환자가 있는가 하면, 위장 혹은 심장의 증상을 호소한다.

다행인 것은 이 증상기가 꽤 오래 지속된다는 점이다. 증상은 있으나 아직 신체 장기에 병변은 일어나지 않는 중간 단계인 것이다. 소화가 안 되는 증상은 있지만 검사를 해 봐도 위장에 병변이 나타나지 않는다.

환자는 아프다는데 종합 검진을 해도 별 이상이 발견되지 않는다. 이럴 때 내리는 진단이 신경성이다. 심지어 꾀병이란 소리도 듣는다. 환자 입장에선 억울한 일이지만 그래도 다행이다. 지금 치료하기에 늦지는 않았기 때문이다.

마지막 단계인 장기 병변기로 넘어가게 되면 치료가 아주 어려워진다.

한번 손상받은 조직이 정상으로 회복되는 데는 상당한 시일을 요하며, 때로는 영영 원상 복구가 안 되는 경우도 있다. 가령 20대에서 소화가 안 되는 가벼운 증상을 오래 방치해 두면 신체의 여력이 떨어지는 40대 중반이 되면 위장의 병변이 본격적인 질병기에 들어선다. 그때까지는 증상만 있지 위장엔 뚜렷한 장기 병변은 없었다.

이러한 증상기가 10년, 혹은 20년이 경과되면 비로소 진짜 병이 되는 것이다. 하지만 그때부터 치료하려면 상당한 시간이 걸리며 자칫 수술을 받아야 하는 등 심각한 부작용이 올 수도 있다.

가벼운 증상이라고 방치해 둘 것이 아니라 검진을 받고 조기에 과학적인 대처를 해야 한다. 늦기 전에!

생활 리듬을 타라

피로가 쌓이지 않게 하려면 우선 인체의 생활리듬에 무리가 가지 않게 해야 한다.

사람은 대략 90분(分)을 한 주기로 생활 리듬의 고저(高低)가 있다. 즉, 신체 활동 곡선이 위로 올라갈 때는 활동 시기이고, 다시 하강해 바닥에 떨어질 때는 휴식 기간이다. 아무리 신나는 일도 두시간을 못 넘겨 싫증이 나는 건 이 때문이다.

재미있는 영화도 두 시간 이상이면 중간에 휴식 시간을 두게 되어 있다. 천하 명강의도 90분이 넘으면 지루해지면서 주의 집중이 안 된다. 아무리 열심히 공부해도 한두 시간이 지나면 능률이 오르지 않는다. 짧은 휴식을 취하고 난 후에야 다시 능률이 좋아진다. 누구나 이런 일들은 체험적으로 알고 있다.

곡선의 상향시기는 활동기여서 신체의 모든 기능이 미세하나마 항진된다. 호르몬의 분비량, 근육의 긴장도, 호흡, 혈압, 맥박 등이 모두 촉진, 상승된다. 이런 긴장 상태가 90분쯤 경과되면 신체는 반사적으로 휴식을 요구하게 되며, 그때는 모든 기능이 저하된다. 이런 상태에선 일을 해도 능률이 오르지 않는다. 주의 집중도 안 될 뿐더러 억지로 해 봐야 피로만 쌓인다.

또 하루 24시간 전체를 두고 볼 때도 낮시간의 활동기와 밤의 휴식기 사이엔 현저한 생리적 고저가 있다. 따라서 적게는 90분을 주기로, 크게는 밤낮을 단위로 해서 우리 신체의 컨디션은 높고 낮은 곡선을 그린다. 즉 활동과 휴식, 긴장과 이완을 반복하고 있는 게 생리적 상태다.

건강한 상태란 이러한 곡선의 진폭이 클 때를 말한다. 클수록 좋다. 일할 땐 전력 투구하고, 쉴 때는 푹 쉬어야 건강한 것이다.

수렵 민족인 서구인은 지금도 이런 전통을 갖고 있다. 맹수의 사냥은 물론이고 토끼 한 마리를 잡을 때도 혼신의 힘을 다해야 한다. 어느 한순간 방심했다간 생명이 위험할 수도 있기 때문이다. 가슴이 뛰고 온몸엔 구슬땀이 흐른다. 사냥이 끝난 후엔 두 다리 쭉 뻗고 휴식을 취한다.

농경민인 우리는 일하며 쉬고, 쉬며 일한다. 일하는 것도 아니고 쉬는 것도 아니다. 사냥할 때처럼 땀을 뻘뻘 흘리며 가슴이 뜀박질을 해야 하는 그런 일이 아니다.

이런 인습은 지금도 남아 있어서 한국 사무실은 노는 건지, 일하는 건지 구별이 안 된다고 꼬집는 외국인도 있다. 그리고도 월급을 받는다는 게 신기하다는 것이다.

담배 피우고 잡담하고, 심지어 밥까지 사무실에 앉아 시켜 먹어가면서 때론 바둑을 두기도 한다. 그러고들 앉았으니 일이 제

시간에 끝날 수도 없다. 여섯시 퇴근이란 상상할 수도 없다. 밤중까지 일을 하게 되는데 과연 그게 얼마나 능률적일지는 극히 의문이다.

서구인은 어떤 직장에서도 오전·오후 두 차례의 커피 브레이크가 있다. 대신 일하는 동안엔 잡담은커녕 긴장 일색이다. 휴식 시간이 따로 없는 우리 직장과는 대조적이다.

이제 우리 생활도 진폭이 커야겠다. 밥맛이 있으려면 몸에 남은 게 다 소비된 연후라야 한다. 단잠을 자려면 낮동안 열심히 뛰어야 한다. 우리 신체는 용수철과 같아서 지나치게 당기면 늘어지지만, 그렇다고 안 당긴 채 그냥 두면 반응도 없어진다.

긴장과 이완이 적당히 반복되어야 생리적이다. 그리고 그 진폭이 클수록 건강은 보장된다.

팔자 좋아 생기는 스트레스

회사의 역사가 길어지면 창문족(窓門族)이 늘어난다. 회사에선 별 쓸모 없고, 정년은 남았고, 젊은 시절의 업적을 생각해서 쫓아낼 수도 없고, 그래서 적당한 이름의 자리를 만들어 예우를 해 준다. 출근해도 할 일이 없다. 형식상의 결재 도장 몇 개 찍고는 온종일 신문철이나 뒤적이며 창문이나 바라보는, 이름하여 창문족이다.

겉보기엔 참으로 팔자 좋은 사람이다. 책임이 있는 것도 아니요, 누가 잘못을 따져 들지도 않는다. 신경 쓸 일도 없다. 스트레스도 없으니 현대병에 걸릴 것 같지도 않다. 사실 이런 사람들은 얼굴도 좋고 살집도 피둥피둥하다.

하지만 이건 외관상이고 당하는 본인은 죽을 지경이다. 사는 재미도 없고 생기도 없다. 건강에도 물론 이상이 온다. 까닭없이 온몸이 아프다. 두통이 오고 소화도 안 된다.

주위 사람은 납득이 안 갈 것이다. 아니 그렇게 팔자 좋은 사람이 아프긴 왜 아파? 두통은 왜 오며 잠은 또 왜 안 와? 하지만 팔자가 좋기 때문에 문제가 생긴 것이다. 책임이 없다는 게 바로 스트레스다.

물론 맡은 책임을 다하기 위해 쓰는 신경도 스트레스다. 실수 없이 잘하기 위해 온 신경을 가다듬어야 한다. 그래도 일이 잘못되는 날, 우리는 또 이를 시정하기 위해 더 많은 신경을 써야 한다. 이것도 물론 스트레스다.

하지만 여기엔 건설적 의미가 있고 도전의 열기가 있다. 그러므로 이 자체가 스트레스이긴 하지만 병을 만들진 않는다. 그리고 문제가 해결된 후에 맛보는 보람과 긍지가 쌓인 피로를 말끔히 씻어 준다.

'창의적 도전→스트레스→해결→긍지와 보람' 이렇게 진행된다면 이건 병이 아니라 약이다. 신나는 인생이요 건강한 삶이다. 따라서 진짜 스트레스는 아무 책임이 없는 상태다.

신경이 해이한 상태로 오래 있으면 변조가 온다. 거기다 책임이 없다는 건 할 일이 없다는 뜻이다. 이게 정신적인 파멸을 가져

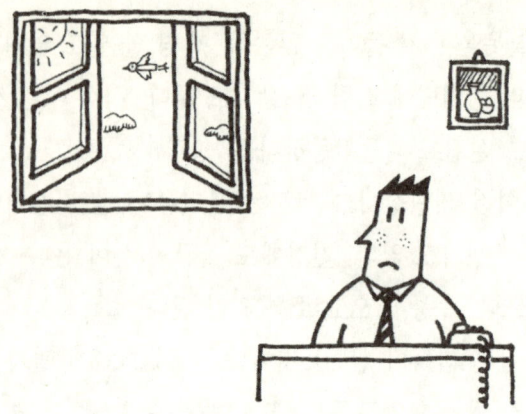

다 준다.

　할 일이 없다는 건 이 회사에선 자신의 존재가 필요 없다는 뜻이다. 이게 결정타다. 내가 필요 없다는 생각은 궁극적으로는 정신적 죽음에 직결되는 심각한 문제다.

　숨을 거두어야만 죽는 게 아니다. 사회, 직장 그리고 가정, 어디서나 내가 필요 없는 존재로 인식될 때 그건 곧 죽음을 의미한다. 사회적 죽음이며 정신적으로 죽은 상태다.

　은퇴한 사람의 건강이 갑작스레 악화되는 것도 이러한 정신적 원인 때문이다. 실제로 자살한 사례도 없지 않다. 인생이 다 간 듯한 종말 의식 때문에 그의 어느 한 순간도 편칠 않은 것이다.

　이들 창문족의 마음에 불을 붙여야 한다. 이들은 아직 타다 남은 생나무와도 같다. 창조성과 구상력으로 가득 찬 그의 능력을 활용하도록 해야 한다. 그래야 회사도 살고 개인도 산다.

　일본의 어느 회사가 창문족을 다시 일선으로 내보냈더니 죽을 둥 살둥 열심히 일하더란 경험담도 있다. 쓰러져가는 회사가 그들의 풍부한 경험과 왕성한 활동력으로 다시 소생했다는 이야기다.

회사가 못하면 자기 스스로 길을 찾아야 한다. 미국의 어느 (前)시카고 시장은 임기 후 주어진 시 고문직을 박차고 택시 운전을 하고 있다. 내가 필요하다는 인식을 분명히 하기 위해서다.

있어도 되고 없어도 되는 자리라면 박차고 나와야 한다. 어디서 무슨 일을 하든 내가 필요한 존재가 되어야 한다. 그게 건강을 지켜주고 인생을 지켜 주는 길이다.

한국인과 정력 강장제

한국 사람이 보약을 좋아하는 건 세계인들이 다 아는 사실이다. 몸에 좋다, 정력에 좋다고들 하여 별걸 다 먹지만 그렇다고 우리가 세계 최장수의 건강한 국민도 아니요 세계 최강의 정력가도 물론 아니다.

한데 정력에 관한 비교 연구가 없어 단언할 순 없지만 '횟수'만은 상당히 많은 쪽에 들지 않을까 하는 게 내 추정이다. 침실 구조부터 서구와는 다르다. 우리는 한 이불 밑에서 원앙침을 베고 잔다. 추운 겨울이 긴 기후권이라 몸을 맞대고 자야 한다. 자극될 기회가 더 많아진다. 특히 새벽 REM(꿈을 꿀 때 눈꺼풀을 깜박이는 현상) 수면이 많아지면 주기적으로 발기가 온다. 그래서 정력가는 새벽 공격을 감행한다. 옆에 있으니 '건드리게' 되는 것이다. 그래서 수면부족이 올 수도 있고 만성 피로가 쌓일 수도 있다. 보약이라도 먹지 않으면 안 될 형편이다.

　서구인은 침대도 따로다. 대형 침대에서도 이불, 베개는 따로 쓴다. 중년의 부부 생활은 대체로 금요일 밤으로 한정된 게 서구 문화권의 통례다. 선정적인 문화권에 살면서 상당히 절제된 성생활을 하고 있는 편이라는 게 내가 받은 인상이다. 대신 일에 정력을 쏟는다. 또 여러가지 여가·오락 시설이 다양하게 발달되어 있기 때문에 정력의 상당한 부분을 그런 쪽으로 쏟아 넣는다.

　거기에 반해 우리 문화권은 대체로 단조로운 편이다. 특히 긴 긴 겨울철엔 할 일도 없거니와 달리 정력 쏟을 일이 없다. 취미 생활이니 문화 생활이니 하는 이야기도 최근에 들어 일부층에서나 하는 소리다.

　추운 날 방안에만 틀어박혀 이불 속에서 웅크려 지내야 하는 형편이라면 취미라는 게 한정될 수밖에 없다. 기초 체력도 허약한데 잠자리 취미가 고작이니 정력 보강제를 찾게 되는 것은 어쩌면 당연한 일이다. 몸은 곯아도 정력만은 강해야겠다는 욕심이 이해가 갈 것이다.

　한국 남자에게 정력이 떨어진다는 건 가히 충격적이다. 다른 걸로 사는 재미를 보상할 수 있는 일이 별로 없기 때문이다. 세계적인 정력 강장제 수입국이 된 것도 이런 이유에서다.

　성생활의 횟수가 잦을수록 그 쾌감이 떨어진다는 건 누구나 경험으로 알고 있다. 그러나 옆에 있고 충동 받으면 절제하기 힘든 것 또한 성의 본능이다. 그래서 억지로 하게 되는 경우도 없진 않다. 오기로 하는 사람도 있다. 이건 무리다. 이러다간 부부간

금실에 금이 갈 수도 있다.

　조물주는 성에 관한 한 인색하게 만들어 놓았다. 성 에너지도 일정량밖에 없어서 남자인 경우 한번 발산이 되면 상당 시간이 경과돼야 재생이 된다. 그게 얼마나 다행인가는 무진장으로 있을 경우를 가상한다면 쉽게 이해가 갈 것이다.

　무엇이든 과하면 병이 된다. 우리 건강을 지켜 주기 위해 조물주께선 이걸 인색하게 만들어 두었다는 사실을 명심할 필요가 있다. 우리 옛조상들이 사랑방과 안방을 따로 쓴 슬기도 생각해 봐야겠다. 새벽 방사는 비상보다 해롭다는 할머니의 충고도 더듬어 봐야 한다.

　이부자리만은 따로 쓰는 것도 슬기다. 안락한 수면을 위해서도 더욱 그렇다. 그리고 보약보다 더 좋은 건 적당한 절제다.

섹스 – 욕구와 절제

　성생활에 관한 한 개인적인 차이도 많거니와 표현하는 방법도 사람마다 다르다. 점잖을 부리느라 내숭을 떠는 사람이 있는가 하면 과시형도 있다. 환갑을 지난 나이에도 매일 밤 운운한다면 이건 허풍이다. 아니라면 이상이다. 뇌암 환자들에게는 때로 초정력적인 시기가 오기도 한다.

　반대로 중년을 지나면 정력이 떨어진다는 사람들은 대부분 정신적인 원인이다. 물론 질환을 앓고 있는 경우라면 문제가 다르지만 뚜렷한 이유없이 정력이 감퇴한다면 우선 생활 주변부터 둘러봐야 한다.

사람에 따라선 아예 생각조차 없다는 체념파도 있다. 그래서 몇달 간 독신 생활을 하는 사람도 있지만 이걸 그대로 방치하면 큰일난다.

생각조차 없다는 건 정신적으로 문제가 있다는 증거다. 걱정거리가 만성적으로 쌓여온 경우거나, 어디엔가 불만이 있는 경우, 무언가 인생의 회의를 느끼거나 우울증에 빠진 경우 등 여러 가지 정신적 요인을 생각할 수 있다.

과도한 신경 과로로 인해 전혀 성적 자극이 되지 않는 경우도 바쁜 도시인들에게 흔히 나타나는 현상이다.

생활의 리듬이 난조에 빠졌을 경우, 혹은 불면증으로 오래 고생하는 경우 등도 전혀 생각이 안 날 때가 있다. 특히 부인과의 애정에 금이 간 경우나 불만이 있는 경우도 마찬가지 현상이 온다.

남자의 성신경은 젊을 때엔 아주 동물적이어서 별로 가릴 것이 없지만 나이가 들면 상당히 까다로워진다. 작은 정신적 자극에도 그만 무드가 깨어지는 등 오히려 여성보다 더 예민해지는 게 보통이다. 저녁 시간을 좀더 핑크 무드로 만들 필요가 있다.

그 다음 형은 생각은 간결한데 뜻대로 안 된다는 걱정파다. 호르몬 부족이라고 주사를 맞는 경우도 있지만 이것만은 금물이다. 나이 예순이 넘어도 호르몬 부족이 원인인 경우는 거의 예외에 속한다. 정력 강장제니 해서 보약도 지어 먹고 뱀, 개구리 등 별난 것도 먹어보지만 이런 것들의 효력은 의학적으로 극히 의문이다. 그럴수록 더 초조하고, 아내에게 자존심이 상하고 창피해서 마음만 급해진다. 그땐 얼마간을 차분히 기다려 보는 것도 한 방법이다.

사람의 생활도 일정한 주기에 따라 움직이는 것이어서 그동안 정양을 하면서 규칙적인 생활을 하노라면 다시 회춘이 된다. 술을 마셔 보는 경우도 있지만 과음하면 정력을 오히려 떨어뜨린다. 술이란 성적으로 흥분을 시키지만 중추의 기능은 반대로 저하되어 정력을 오히려 감퇴시킨다.

초조하니까 신경 안정제를 쓰지만 이것도 조심할 일이다. 사람에 따라, 혹은 안정제를 장기간 쓰면 정력이 감퇴되는 부작용이 오기 때문이다.

자기 페이스에 맞는 적절한 성생활은 그 자체에서 오는 만족도 크지만 정신적 안정, 신체적 건강에도 중대한 영향을 미친다. 또한 노화 방지의 비결이 된다.

인간이 성행위를 하는 동안 만큼 엔돌핀 분비가 많은 경우는 그리 없을 것이다. 이것만으로도 섹스는 스트레스 해소에는 물론이고 사는 보람, 쾌락의 극치를 제공해 준다. 따라서 두통이나 심장병 예방에는 물론이고 스트레스 병의 예방과 치료에도 탁월한 효과가 있다. 운동보다 효과적이다. 특히 오르가슴에 이르는 절정기에는 엔돌핀 분비가 최고치에 달한다.

절제된 성생활, 행복하고 쾌락적인 섹스는 그 어떤 것보다 강력한 치료제다. 따라서 정력 감퇴가 상식적 수준을 넘어설 땐 한 번쯤 자기 생활을 되돌아봐야 한다.

잠시 여유를 갖고 문제를 보다 합리적으로 분석해 보면 해답은 결코 어렵지 않다. 어떤 경우에도 체념만은 금물이다.

제3장

불안 · 공황의 정체

제3장 불안 · 공황의 정체

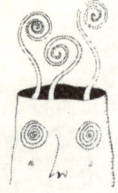
불안을 우리 삶의 한 부분으로 받아들여야 한다.
꺾을 생각도 내쫓을 생각도 말아야 한다.
건드리면 더 커지게 마련이다.
그저 담담히 받아들이면 제풀에 못이겨 물러나는 게 불안이다.

불안은 삶의 동반자

현대를 불안의 시대라고들 한다. 전쟁의 위험뿐인가. 물가 · 공해 · 식량 · 인구폭발 등 생각만 해도 소름이 끼치고 앞이 캄캄하다.

큰일만이 아니다. 조간신문을 펼쳐든 순간부터 일상의 자질구레한 일들이 우리를 불안의 늪으로 몰아넣는다. 우리는 지금 가히 불안의 홍수 시대에 살고 있다.

두렵다. 어떻게든 불안을 줄여야 하고 피해야 한다. 술 · 마약 · 신경안정제가 범람하는 것도 그래서다. 불안에 쫓기다 못해 끝내 목숨을 끊는 이도 있다.

모든 불행이 불안에서 비롯된다. 노이로제, 정신병 모두 불안이 원인이다. 해서 사람들은 불안없는 이상향을 동경한다. 사이비 종교가 이런 이상향을 약속한다. 불안 없는 세상, 지상 낙원을 건설하겠다는 그 약속에 속아 그 안의 사람들은 스스로를 비참하게 만든다. 외부인과의 접촉을 금하고 자기네들끼리 이상향을 만들겠다는 그 허황한 약속에 속아 넘어간다. 결코 이뤄질 수 없는 불안으로부터의 해방, 끝내는 집단 자살이라는 끔찍한 종말을 맞기도 한다.

세상의 어떤 종교나 이데올로기, 이상도 인간을 불안으로부터 완전히 해방시킬 순 없다. 불안은 삶의 한 부분이요, 삶 그 자체이기 때문이다.

현대를 불안의 시대라고들 하지만, 그렇다고 우리가 원시 사회로 회귀할 순 없는 일 아닌가. 인간의 역사는 불안과의 싸움이었다. 문명도 문화도 불안으로부터의 해방에서 비롯된다. 원시 숲 속의 맹수와의 싸움은 불안도 아닌 생명의 위협 그 자체였다. 집을 짓고 무기를 발명한 것도 맹수의 위협 때문이었다.

현대 도시 생활의 불안에 시달린 나머지 한가로운 농촌 생활을 동경할 수도 있을 것이다. 나물 먹고 물 마시고…… 목가적 생활이 그리울 수도 있을 것이다. 하지만 농촌의 단조로운 생활도 그 자체가 하나의 불안 요인이 될 수도 있다. 사회가 복잡해질수록 불안 요인은 증가한다. 교통 사고만 해도 농경 사회에선 상상조차 할 수 없었던 일이다. 대기 오염이니 수질 오염이니 해서 공기나 물도 마음대로 마시지 못하는 오늘의 불안을 생각하면 농경 사회가 그리워질 수도 있다.

이같은 불안은 인간 사회만이 아니라 동물의 세계에도 엄연히 존재한다. 적자생존, 피비린내나는 경쟁에서 이기는 자만이 살아 남는다. 순간순간의 삶이 생존을 위한 투쟁이다.

이렇듯 지구상 모든 생물은 불안과 함께 생존하고 있다. 이것은 실험적으로도 이미 증명된 사실이다. 단세포 식물도 불안에 대한 반응은 민감하고 민첩하다. 하물며 인간 사회랴.

불안없는 사회, 불안없는 생활이란 이상이지 현실일 순 없다. 불안과 함께 살아야 한다. 불안을 다스릴 줄 아는 슬기를 터득해야 한다.

불안은 우리의 한 부분이다. 삶의 동반자로서 당당히 받아들이는 자세가 필요하다. 지레 겁을 집어먹고 떨쳐버리려 들지 말아야 한다. 긁어 부스럼이다. 불안은 건드리면 더 커지게 마련이다. 자칫 삶의 근본을 위협할 수도 있다.

불안이 닥치면 왜 그런가부터 생각해 보자. 의미는? 기능은? 그리고 불안이 우리 몸과 마음에 어떤 영향을 미치고 있으며 그 결과는 어떻게 될 것인가에 대해 면밀히 검토하고 적절한 대책을 강구해야 한다.

불안을 잘못 다스리면 엄청난 재앙이 따른다는 경고는 이미 언급한 바 있다.

자율신경계의 부조증은 내장기관의 이상을 불러 끝내 죽음으로 생을 마감하는 수도 있다. 오면 오는대로, 가면 가는대로 불안을 붙들고 씨름하지 말고 그냥 거기 그대로 두는 게 가장 좋은 해결책이다. 옛 친구처럼 반갑게 맞을 수야 없다치더라도 원수처럼 대할 것도 없다. 적대 반응을 하는 순간 불안은 그 마의 위력을 발휘하기 때문이다.

그냥 거기 잠시 머물게 하라. 내가 상대 않으면 절로 불안은 그 위력을 상실하고 만다. 이 자세가 현대라는 불안의 홍수 시대를 살아가는 슬기다.

불안의 의미와 기능 등 여러가지 측면을 잘 이해한다면 불안은 적이 아니라 우리를 보존해 주는 고마운 동지라는 사실도 터득하게 될 것이다.

불안의 의미

불안은 여러 개의 얼굴을 하고 있다. 물론 파괴적이고 병적인 얼굴도 있다. 하지만 불안의 원래 기능은 우리를 파괴하는 데 있지 않다. 위협하고 괴롭히는 일은 아니고, 오히려 안전하게 보존하려는 데 그 일차적인 기능이 있다.

역설적으로 말한다면 우리로 하여금 안심하고 생활할 수 있게 파수꾼 역할을 하려는 데 목적이 있는 것이다.

원시인의 숲속에서의 생활을 상상한다면 쉽게 이해가 갈 것이다. 맹수가 우글거리는 원시림 속에선 잠시도 긴장을 풀 수가 없다. 항상 경계하고 바짝 긴장하고 있지 않으면 안 된다. 하지만 이런 긴장 상태를 밤낮없이 유지한다는 건 불가능한 일이다. 그러다간 지쳐 막상 늑대가 나타나도 싸우거나 달아날 기력도 소진

되고 말 것이다. 이런 그로기 상태에 빠지지 않기 위해서 휴식이 필요하다. 하지만 잠시 경계를 게을리했다간 언제 맹수의 습격을 받게 될지도 모른다. 그래서 조물주가 고안해낸 것이 '불안'이라는 신호 체계다. 평소엔 느슨하게 편히 있어도 바스락하는 소리에 순간적으로 긴장하여 온몸에 조심하라는 주의 신호를 보내도록 해 놓은 것이다.

불안이라는 신호가 있음으로 해서 우리는 평소엔 마음 놓고 편히 지낼 수 있게 된 것이다. 위급한 상황이 올 것 같은 작은 조짐에도 순간적으로 긴장하게 함으로써 닥쳐올 위험 상황에 적절히 대비하게 해 주는 것이다.

원래 불안의 의미나 기능은 이렇게 우리를 보호하기 위해, 안전하게 지켜주기 위해 생겨난 고마운 것이었다.

불안의 보호 기능을 살펴 보자.

원시인은 바스락 소리에도 긴장한다. 신경을 곤두세워야 한다. 눈동자도 커지고 귀도 쫑긋 세워 소리의 정체가 무엇인가를 알아내야 한다. 그러면서 가슴이 두근거리고 숨이 가빠온다. 토끼면 잡아야 하고 사자면 달아나야 한다. '싸우거나 달아날' 만반의 준비를 갖추어야 한다.

이런 반응을 전문 용어로는 'Fight-Fight Response'라 부른다. 이것이 불안이 갖는 가장 중요한 보호 기능이다.

이렇게 불안은 참으로 고마운 신호다. 불안이라는 신호가 없었다면 우리는 계속 느슨한 상태에 있었을 것이며, 맹수가 덮치는 순간 기민한 대처를 할 수 없었을 것이다.

생각할수록 고마운 불안이다. 우리에게 위험을 알려 비상 사태에 적절한 대비를 할 수 있게 해준다는 의미에서 이런 불안을 신호 불안(Signal Anxiety)이라고 부른다.

현대 문명사회에선 맹수의 위협은 없다. 따라서 원시림에서의 불안의 기능은 의미가 없어졌다. 하지만 불행하게도 대신 맹수보다 '인간' 이라는 위험이 등장했다. 이제 불안은 대인 관계에서의 불안으로 그의 무게나 기능이 바뀌어졌다.

혼자 집을 지킬 때 바스락 소리에도 불안해진다. 행여 도둑인가 하는 불안 때문이다. 만약에 대비해서 문을 안으로 걸어잠그고 경찰에 신고할 준비를 해야 한다. 싸우거나 달아날 태세를 갖추어야 한다.

어디 이런 비상 사태만이랴. 상사 앞에선 행여 꾸중이나 들을까 불안하게 된다. 그런 긴장이 일을 실수 없이 잘하게 해 준다. 아무렇게나 했다면 정말 꾸중을 듣고 인정도 못 받고 쫓겨났을지도 모를 일이다.

애인 앞에서도 긴장이 되는 건 실연을 예방하기 위한 적절한 조치이다. 그러기에 모든 인간 관계에서 적당한 불안, 적절한 긴장은 중요한 것이다. 그래야 모든 일을 실수 없이 잘해낼 수 있기 때문이다.

불안은 괴로운 감정이다. 마음 속의 적이다. 그러나 한편 그게 없다면 우리는 보다 더 큰 괴로움을 당하지 않으면 안 된다. 그걸 예방하기 위해, 더 큰 불행을 예방하기 위해 불안은 필요불가결한 존재이다.

하나를 주고 열을 얻는 슬기로 불안을 대해야 한다. 불안만 하면 큰일났다고 지레 겁부터 내지만 그럴수록 찬찬히 불안의 의미를 되새겨봐야 한다.

불안과 싸우지 말라

주위를 보라. 어느 것 하나 불안의 요인이 아닌 게 없다. 길을 걸어도 불안 일색이다. 공중에서 공사장 벽돌이 떨어지는 건 아닌가, 바닥에 블록이 깨져 있고, 달리는 차가 인도를 덮치니 살얼음 위를 걷듯 조마조마하다.

출근 후에도 사정은 다르지 않다. 언제 상사의 불호령이 떨어질지 전전긍긍이다. 누가 알아, 내일 회사 문을 닫게 될지, 아니면 사표라도 내랄지.

다음 순간을 알 수 없다. 불확실성의 시대라더니 실감이 난다. 집이라고 안심할 수 없다. 도둑떼가 극성이고 가스 사고에도 마음을 졸여야 한다.

우리는 지금 이런 시대에 살고 있다. 담장도 없는 마을에 갈지자 걸음으로 세월아 네월아 하던 시대는 이미 아니다. 다음 순간을 모르는 급박한 시대다. 이런 시대를 살면서 불안이 없기를 바란다구? 그런 생각부터가 잘못이다.

피할 수 없다. 싫건 좋건 인정하고 받아들여야 한다. 달리 방법이 없다. 근본적인 해결책이 있는 것도 아니다. 그저 지금보다 안 나빠지면 다행이다. 불안의 시대에 살면서 불안 없이 살겠다는 생각부터가 망상이다.

좀 불안하다고 팔팔 뛰거나, 마치 세상 종말이나 온 듯 당황하면 그땐 진짜 문제가 된다. 중추의 불안 반응이 악순환을 거듭하면서 증폭 작용을 일으키기 때문이다. 모닥불에 기름을 붓는 거나 같은 이치다. 교감신경의 과잉 자극, 아드레날린의 과잉 분비로 인해 걷잡을 수 없는 불안 발작을 일으키게 된다.

불안을 건드려선 안 된다. 상대도 말아야 하며 싸울 생각도 물론 금물이다. 그럴수록 성을 내기 때문이다. 자극할수록 점점 세력이 강해지는 게 불안의 특성이다. 불안은 오면 오는가 보다고 담담히 받아들여야 한다. 그리고 얼마 지나노라면 제풀에 세가 약해지기 마련이다. 하지만 이 순간을 못 참는 게 불안증 환자다. 작은 불안에도 못견뎌 한다.

큰 일이나 난 듯 겁부터 집어먹는다. 해서 어떻게든지 이를 없애려 든다. 하지만 결과는 반대다. 없어지기는커녕 그럴수록 더 악화된다. 이게 불안의 생리다.

이들은 불안을 적으로 생각한다. 절대로 있어선 안될 걸로 간주한다. 없으면 좋겠지만 있을 수도 있다는 걸 인정하지 못하는 게 이들의 불행이다. 이들은 마치 자신이 불안의 제물인 된 것처럼 탄식하고 있다. 왜 자기만이 이 고통을 당해야 하느냐고 자신의 불운을 탓한다. 이 역시 큰 오해다.

불안은 언제든지 누구에게나 온다. 문제는 이를 받아들이고 맞아들이는 자세의 차이다. 오면 오는 대로 내버려두면 오래 머물지 않는다. 이크, 또 왔구나 하고 수선을 떨면 이 불청객은 더욱 기승을 부린다. 제 발로 온 손님은 제 발로 가게 해야 한다.

우리는 흔히 불안을 극복한다는 말을 잘 쓴다. 불안을 이겨내야 한다고들 한다. 그래야 강한 사람인 줄 알고 있다. 하지만 불안과 싸워 이길 순 없다. 불안과 싸우는 내 힘이 강한 만큼 불안도 그 세력이 커지기 때문이다.

불안도 나의 일부분이란 걸 이해한다면 그렇게 되는 기전은 쉽게 이해가 갈 것이다. 불안을 꺾을 생각도 내쫓을 생각도 말아야 한다. 싫든 좋든 함께 하는 슬기를 터득해야 한다. 그러노라면 어느샌가 슬그머니 물러간다. 그것이 불안의 속성이다.

불안은 병, 흥분은 약

한밤중 혼자 외딴집을 지켜야 할 때 누구나 무섭고 불안하다. 작은 소리에도 긴장이 되고 가슴이 두근거린다. 식은땀이 난다. 그런가하면 1등을 해 상을 타러 나가야 할 적에도 호명이 되기까지 가슴이 뛴다. 식은땀이 흐르고 입에 침이 마른다.

이 두 상황은 정반대의 경우이다. 한밤중 혼자 집을 지킨다는 건 진짜 불안이다. 그러나 상을 타러 나가야 할 적엔 기쁨의 흥분이다. 상황이 정반대인데도 불구하고 우리 몸에 나타나는 여러가지 생리현상은 똑같다. 걱정스런 불안과 신나는 흥분이라는 두 감정은 전혀 다른 정반대의 감정인데도 나타나는 현상은 똑같다.

어느 경우든지 자율신경이 자극된다는 점에선 똑같기 때문이다.

신기하게도 중추의 자율신경 사령부는 어떤 자극이든 구별 없이 자극만 되면 흥분한다. 기쁨이나 슬픔, 놀람이나 신나는 일, 반가운 일, 좋은 일 관계없이 일단 자극만 되면 나타나는 반응은 언제나 똑같다. 다만 자극의 강약에 따라 반응의 정도에만 차이가 있을 뿐 어떤 내용인지 자극의 질과는 관계없다.

일단 여기가 자극되면 온몸의 자율신경계가 흥분되고 동시에 혈중 아드레날린을 분비시켜 당분 공급을 팔다리 근육에 많이 보내야 한다. 그리고 부신 피질 호르몬도 동시에 자극하여 닥쳐올 스트레스 상황에 대비할 수 있게 한다.

이런 일련의 반응은 불안, 흥분을 가리지 않고 일어난다. 어느 쪽이든 정신적으로 균형이 잡힌 평온한 상황이 아니기 때문이다. 즉, 정신적 평형이 깨지면 곧 우리 몸은 비상 사태로 돌입하게 된다. 그러면 우리는 여기에 대응할 적절한 조치를 강구하지 않으면 안 된다.

불안에 대비하기 위해서는 물론이고 신나는 일에의 흥분시에도 마찬가지다. 상을 타러 나갈 적에도 여러 사람이 지켜보는 앞에서 실수없이 잘해야 하니 적절한 긴장은 필요한 것이다.

풋나기 연인들의 데이트는 언제나 가슴 설렌다. 전날부터 잠이 안온다. 무엇을 입을까, 무슨 말을 할까, 어떻게 대할까……. 머릿속엔 온갖 공상과 환상으로 가득 차고 가슴은 두근두근, 내겐 잠이 없다. 흥분과 불안이 교차된다. 또 한편 행여 실수하면? 행여 그가 싫다면? 불안과 걱정이 동반된다.

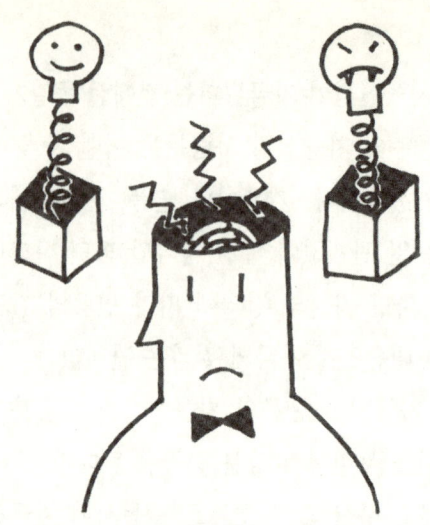

　물론 두 사람의 관계나 자신의 성격에 따라 불안보다 흥분이, 또는 흥분보다 불안이 더 심할 순 있을 것이다. 소심하고 자신이 없는 사람일수록 흥분보다 불안이 더할 수도 있을 것이다.
　이사를 해도 성격에 따라 이 차이는 확실히 난다. 어떤 곳일까, 어떤 이웃일까 하는 걱정이나 불안보다 새로운 이웃, 새로운 친구를 만나는 흥분에 더 들뜨는 사람도 많다. 적극적이고 사교적이며 호기심이 많은 사람이다.
　성격에 따라선 불안과 흥분의 감별이 쉽지 않은 경우도 있다. 신나는 놀이나 운동을 할 때도 흥분인지 불안인지 왜 우리가 구별 못하게 만들었는지, 조물주만이 아는 불가사다. 하지만 이 구별을 잘 할 수 있어야 한다. 이걸 잘못하면 엉뚱한 불행이 초래될 수도 있기 때문이다.
　우리 주변엔 이런 사람이 적지 않다. 소심 공포증이 대표적이다. 위에서도 지적했지만 이들은 작은 일에도 쉽게 걱정과 불안에 시달리다 보니 흥분에서 오는 정상적인 반응까지도 불안으로 오해하거나 착각하곤 그만 겁을 집어먹는다.

애인을 만날 생각만 해도 가슴이 뛴다. 물론 이건 즐겁고 신나는 흥분이다. 하지만 소심 공포증은 그게 아니다. '아이구 또 불안이 오는구나' 그만 잔뜩 겁을 집어먹는다. 데이트의 즐거운 흥분을 병적인 불안으로 착각, 고민한다.

이런 꼴로 어떻게 애인을 만나? 이런 나를 경멸할 것이다. 무시할 것이다. 속으로 얼마나 나를 비웃을까……

생각이 여기까지 미치면 도저히 데이트에 나설 용기가 없이 의기소침해진다. 즐거운 흥분을 걱정스런 불안으로 오해, 끝내 데이트 한번 못하는 풋나기는 의외로 많다.

같으면서도 같지 않은 것이 불안과 흥분이다.

불안은 병이 될 수도 있지만 흥분은 약이 된다. 가슴이 뛴다고 다 불안도 아니요 병이 아니다. 떨린다고 물론 불안은 아니다. 어떤 경우에도 이 구별을 잘할 수 있어야 한다.

이유없는 불안

불안에는 이유가 있다. 으슥한 밤길을 혼자 가려니 불안하고 시험이 닥치니까 불안하다. 이와 같이 그 까닭이 분명할 적엔 불안에 대처하기도 쉽다. 그리고 사람마다 나름대로의 효과적인 방법을 터득하고 있다. 불행한 것은 산다는 일이 이렇게 단선적이거나 간단치 않다는 데 문제가 있다. 사회가 복잡해지니 우리의 생활도 복잡다단해지지 않을 수 없다. 작고 큰 걱정거리들이 복잡하게 얽히고 쌓여 우리를 불안하게 만든다. 무엇 때문에, 어느 거라고 꼬집어 말할 순 없지만 어쨌든 불안하다는 것이다.

불안의 요인들이 오래 지속되다 보면 우리 신경은 만성적으로, 거의 습관적으로 불안 반응을 나타낸다. 의식적으로 그 원인을 인식하진 못하지만 그래도 우리의 신경은 예민하게 반응하고 있기 때문이다.

이런 것들이 여러 개 겹치다 보면 나중엔 무엇 때문에 불안한지 까닭도 모르는 불안에 싸이게 된다. 이같은 원인 불명의 불안이야말로 문제다. 특별히 궂은 일이나 걱정거리도 없는데 오는 불안 — 이건 속수무책이다. 까닭을 모르니 해결책도 없다. 꼼짝없이 당하고만 있으려니 더욱 괴롭다.

어떤 일이든 원인을 모르면 두렵다. 시합에서도 상대 선수의 실력을 모를 땐 더욱 불안하다. 병도 원인을 모르면 겁이 더 난다. 그건 의사도 환자도 마찬가지다.

불안의 까닭을 모를 적엔 불안하다. 어디서부터 해결의 실마리를 찾아야 할지 모르기 때문이다. 해서 우선 급하니까 찾는 게 신경 안정제다. 이건 아주 현대인의 상비약이 돼 버렸다. 어떤 사람은 이름도 모른다는 약을 이것저것 적당히 골라 한 줌씩 털어 넣기도 한다.

이게 근본 해결책이 아니란 건 알고 있지만 까닭을 모르니 어쩔 도리가 없다. 그래서 등장한 것이 정신 분석이다. 불안의 원인을 분석하여 아주 뿌리를 뽑아 버리겠다는 치료기법이다. 무의식 속에 잠재된 불안의 원인, 즉 갈등을 찾아 해결하는 방법이다.

이 치료가 가장 이상적이다. 문제는 시간과 비용이다. 최근엔 단기 치료법도 많이 개발되고 있지만 그래도 상당한 비용과 시일을 요한다. 더구나 문제가 여러가지 복합적 요인에서 비롯된 경우 그 원인을 꼬집어 내기란 사실상 불가능한 일이다. 물론 주된 갈등이나 욕구 불만 등을 분석 처리해야겠지만 환자의 인간 전체를 조명해 보는 작업 또한 중요하다.

타고난 체질이나 소인(素因) 외에도 그가 처한 생활 환경 · 성격 · 대인관계 · 가치관 · 생활 철학에 이르기까지 종합적인 접근을 해야 한다. 즉 개인의 심층 분석만큼 사회 환경적 측면도 살펴봐야 한다. 그가 문제에 부닥쳤을 때 지금까지 어떤 방법으로 해결해 왔는지 과거의 경험도 물어야 한다.

그러나 무엇보다 중요한 건 고통받고 있는 이 불안을 어떻게 해석하고 받아들이는가, 원인이야 어디 있든 불안 자체를 어떻게 생각하느냐가 중요하다.

불안이 마치 삶의 종말인 것처럼 생각한다면 이건 심각한 문제다. 아니면 자기 인생을 마치 불안, 걱정만으로 가득한 것으로 본다면 이 또한 작은 일이 아니다.

산다는 게 모두 걱정거리요, 욕구 불만이긴 하다. 하지만 그게 전부는 아닐 것이다. 삶이 그리 간단한 게 아닐진대 다른 측면을 볼 수 있는 여유와 슬기가 있어야 한다.

괜히 불안하다고 위축되어 소신껏 할 일을 못한다면 당신은 영락없이 불안의 먹이가 될 수밖에 없다. 불안하면 매사에 조심이 지나쳐 행동거지가 소극적으로 되기 쉽다. 하지만 그래서야 해결은커녕 점점 위축되어 끝내는 불안의 포로가 된다.

불안의 의미를 좀더 적극적으로 그리고 긍정적으로 보자. 원인이 어디에서 비롯된 것이든 우리는 결코 불안 앞에 굴복하여 위축되어선 안 된다.

불안을 상대로 싸우지 말아야 한다. 이길 수도 없으려니와 그렇다고 질 수도 없는 일 아니냐. 그저 담담히 받아들일 일이다.

신나는 불안

불안이 다 병은 아니다. 불안하다고 다 괴로운 것 또한 아니다. 신나고 즐거운 불안도 많다. 아슬아슬한 서커스, 자동차 경주 등을 보노라면 손에 땀이 난다. 행여 떨어질까, 숨이 막힌다. 얼마나 짜릿한 맛인가. 이런 불안을 찾아 즐기기도 한다.

고속도로의 스피드 광들이 그렇다. 삐꺽 하는 순간이면 끝장이다. 경찰에 잡히는 거야 약과다. 순간의 실수가 목숨을 앗아간다. 하지만 이들은 신나게 달린다. 죽음의 불안 속을 달리는 것이다. 이런 스릴을 즐기려다 수많은 젊은이가 목숨을 잃었다. 그럴수록 이들에겐 스릴 만점이다.

맹수 조련사, 고공 낙하, 바위 타는 사나이들…… 보통 상식으로는 이해하기 힘들다. 죽음의 벼랑가를 달리는 사람들이다. 그러나 이들은 모두 죽음에의 불안을 즐기고 있다. 마치 우리가 탐정 영화를 즐기듯이.

인간에겐 불가사의한 면도 많다. 불안을 즐긴다는 것은 자학이다. 자기를 못살게 굴면서, 그걸 즐기고 있다니 말이다. 따지고 보면 스포츠나 게임도 예외가 아니다. 하는 사람이나 보는 사람이나 다같이 불안을 즐기고 있다. 불안을 스포츠란 이름으로 상품화시켜 놓은 것이다.

불안이 따르지 않으면 스릴도 자극도 없다. 재미도 물론 없다. 화투 놀이도 돈을 걸어야 재미가 난다. 잃으면 어쩌나 하는 불안이 작용하기 때문이다.

운동 시합도 편이 있어야 재미있다. 지면 어쩌나 하는 불안이 따르기 때문이다. 져도 그만 이겨도 그만이라면 재미는 반감된다. 일방적인 게임은 자기 편이 이겨도 재미없다. 시소 게임의 질 것 같은 불안이 따르지 않기 때문이다.

성도착증 환자도 마찬가지다. 여자 목욕탕이나 기숙사를 기웃거리다 잡혀 오는 치한들은 하나같이 스릴이 없으면 섹스도 맛이 없다는 사람들이다. 자기 아내나, 아니면 돈 내는 나체 쇼를 얼마든지 안심하고 볼 수 있는데도 굳이 이들은 위험을 감수하며 그짓을 한다. 알다가도 모를 일이다. 하지만 이들은 잡힐 것 같은 스릴이 있어야 비로소 성적 흥분이 되는 사람이다.

불안은 괴롭다. 하지만 그러기에 좋다는 사람도 많다. 그래야 살맛이 난다는 사람, 사는 것 같은 기분을 느낄 수 있는 사람이다. 스포츠나 서커스를 하는 사람만이 아니다. 명사 중에도 많고 주변에도 적지 않다.

헤밍웨이의 일생은 불안, 바로 그것이었다. 죽음의 불안과 함께 한 일생이었다. 1차 대전에 자원해서 참전한 것도 그렇고, 남의 나라 내전에까지 끼어들어 싸운 것 등 우리 상식으로는 납득이 안 가는 일이다. 죽을 고비도 몇 번씩 넘겼다.

그는 작가 이전에 전쟁 영웅이었다. 어떤 작품상보다 무공훈장을 먼저 받았다는 사실이 이를 증명한다. 취미인 맹수 사냥도 그렇고, 투우에 심취한 정열 이면에도 죽음에의 불안이 짙게 깔려 있었던 것이다.

불안은 삶의 자극제다. 강렬한 삶을 추구하는 사람에겐 강한 자극이 필요하다. 조용한 생활보다 역동적인 삶을 원한다면 불안의 동반은 필수적인 것이다.

도전과 스릴·투쟁·개척·변화 등은 불안 없이 이뤄지지 않는다. 불안을 수용하는 차원을 넘어 이를 즐기는 사람이다.

불안없는 생활은 권태롭다. 재미도 없다. 해서 이들은 불안을 자청한다. 그래야 생기가 돌고 눈에 빛이 난다. 신나고 스릴 넘치는 삶을 향해.

위를 보고 걷자

사람은 보다 나은 것을 향하는 본성을 타고난다. 이 상향성이 인류 문명 발달의 힘이 되어 온 것이다.

보다 나은 내일을 향해, 위를 보고 걷자니 거기엔 걱정도 따르고 욕구 불만도 생긴다. 아래만 보고 그렇게 평생을 살겠다면 불안할 것도 없다. 위를 보고 살려니 문제다. 그러므로 불안은 내일을 향한 희망의 부산물이다.

보다 나을 것이란 희망이 없으면 불안도 없다. 따라서 불안이 없는 곳엔 희망도 없다. 역설적으로 들리겠지만 이건 사실이다.

뭔가를 해야 하고 뭔가를 이루고자 하는 사람에게 불안은 피할 수 없는 필연의 것이다. 어떤 일이든 실패의 위험이 있다. 100% 성공이 보장되는 일은 없다. 아무리 철저한 준비를 한다 해도 언제나 의외의 변수는 있게 마련이다. 미래에의 작은 불확실성, 그것이 곧 불안이다.

굳이 모험이라고 부를 만한 큰일이 아니라 하더라도 위를 보고 걷는 사람에겐 위험이 따른다. 이게 불안의 씨앗이다. 하지만 이 씨앗이 자라 성취의 열매를 맺어 준다. 이런 불안을 이름하여 상향불안(上向不安)이라 부르는 소이도 여기 있다.

작은 위험을 두려워한 나머지 앞으로 내딛지 못하고 제자리걸음 하는 삶이라면 발전을 기대할 수 없다. 돌다리도 두들겨 건너는 신중성을 굳이 탓하고 싶진 않지만, 두들겨 보고도 못 건넌다면 이건 문제다. 그 정도의 작은 위험 변수도 감당할 자신이 없다면 발전은커녕 퇴보밖에 달리 길이 없다.

불행히 우리 주위엔 그런 답답한 사람이 적지 않다. 그나마 일구어 놓은 안정을 깨고 싶지 않기 때문이리라.

지금의 있는 그대로를 받아들이고, 그래서 자족하는 자세도

훌륭하다. 하지만 정말 무서운 것은 안정에의 함정이다.

생활이 안정되면 처음 얼마간은 든든하고 넉넉하다. 하지만 인간이란 동물은 변화가 없으면 그만 정체의 늪에 빠져드는 속성이 있다. 권태롭고 나태해진다. 그리곤 타락한다. 물론 이건 어느 날 갑자기 되는 건 아니다. 서서히 자기도 모르게 가라앉아 어느새 좌초해 버리고 만다.

이러한 악순환은 인류 역사가 증명한다. 로마가 멸망한 이유도 그래서다. 한때는 세계를 주름잡던 서구 제국이 쇠퇴일로를 걷게 된 것도 안정이라는 덫에 걸려들었기 때문이다.

개인의 역사도 마찬가지다. 안정이 몰고 올 권태, 나태 그리고 타락의 길이 눈에 보이듯 선하다.

모두가 안정을 위해 그토록 노력하지만 그 안정이 한편 이런 비극을 잉태하고 있다는 게 아이러니컬하다. 그러나 또 이것이 인생여정이다.

인간은 죽는 그 순간까지 안정이라는 종착역에 머물러선 안 된다. 또 다음 정거장을 향해 달려야 한다.

미래에의 불확실은 언제나 우리에게 불안을 안겨 주지만 그것이 곧 생산적인 불안임을 잊어서는 안 된다. 따라서 지나친 불안 공포증은 금물이다. 불안을 즐길 순 없지만 그래도 그것이 우리를 움직이는 힘이 되어 준다는 사실을 잊어서는 안 된다.

끊임없는 변신과 변화를 추구하는 역동적인 인생에게 불안은 필요악이다. 그로 인해 우리 인생은 보다 나은 내일을 향해 나아갈 수 있는 것이다. 그리고 그것이 인생을 더욱 재미있게 해 주는 양념 구실도 한다.

잠자리를 구하느라 황혼녘 객지의 낯선 골목을 기웃거리는 서글픔, 가벼운 불안, 그러면서 무슨 일이 일어날 것 같은 기대와 흥분 — 이것이 인생의 여정을 여행하는 맛이요 멋이다. 집에 편히 있었더라면 그런 저런 걱정도 불안도 없었겠지. 하지만 예약도 없이 훌쩍 길을 떠난 여행길에서 맞닥뜨리는 의외의 사건, 이런 재미 또한 없었을 것이다.

이대로가 좋다는 사람, 아무래도 좋다는 사람에겐 불안은 없을 것이다. 하지만 지금보다 나은 내일을 향해 위를 보고 걷는 사람이라면 불안과 함께 하는 자세가 필수적이다.

경쟁 강박증

눈만 뜨면 경쟁이다. 전쟁이라도 치르는 듯 치열한 생존경쟁이다.

따지고 보면 인간사의 모든 불행이 여기서 비롯된다. 경쟁이라면 이겨야 한다. 이기는 데만 집착하다 보면 수단, 방법을 가리지 않게 된다. 지치고 피곤하다. 그렇다고 이걸 피할 수도 없는 게 현대인의 딜레마다.

선의의 경쟁, 정정당당한 경쟁이라면 물론 최선을 다해 싸워야 한다. 문제는 경쟁에 집착하는 일이다. 꼭 이겨야 할 일이 아닌데도 병적인 경쟁심이 발동되는 경우이다. 어떤 일에서건 질세라 핏대를 올린다. 길을 가도 앞사람을 따라잡아야 직성이 풀리는 사람, 차를 몰아도 뒤져선 안 된다는 강박증 환자도 있다.

비켜 줘도 될 일을 '져선 안 된다'는 강박증 때문에 아슬아슬 머리를 들이민다. 드디어 접촉 사고가 나면(양쪽이 그러니 안 날 수도 없다) 길 한가운데 차를 팽개쳐둔 채 멱살잡이를 한다.

성질이 급해서가 아니다. 져서는 안 된다는 강박증 때문이다. 비켜준다는 건 곧 패배라는 연쇄 반응이 조건화되어 있기 때문이다. 오기도 작용한다. 배짱이다.

나는 겁장이가 아니다. 비키면 지는 건데 이건 자존심에 관한 문제다. 내가 왜 져? 마치 인생사에 큰 패배라도 하는 것 같은 엄청난 생각들을 하고 있다. 거의 습관적이다.

세계 1위의 교통 사고율도 그 원흉은 이 경쟁 강박증이다. 너 나 할것 없이 우린 지금 한치 양보 없는 경쟁 강박증에 시달리고 있다. 조금만 냉정해 질 수 있다면 그 작은 양보쯤 어려운 일이 아닌데 그럴 마음의 여유들이 없다.

잠재의식 속의 이런 경쟁 강박증이 우리 신경을 달달 볶아댄다. 어느 한 순간 마음 편히 지낼 수 없게 만든다. 경쟁심이 발동하면 공격 중추가 자극된다. 작은 일에도 핏대를 올리고 싸우게 된다. 눈에 불을 켠다. 일촉즉발의 위기 의식 속에 살아야 한다. 교감신경의 과잉 흥분이 계속된다. 눈은 충혈되고 혈압이 오르고 호흡이 거칠다.

친구와의 가벼운 담소에서도 이들은 경쟁적이다. 한마디 질세라 기를 쓰고 덤빈다. 혼자 떠들어대기도 한다. 이런 친구 말에

이의를 제기했다간 자칫 큰 싸움이 벌어질 수도 있다. 같이 있기도 피곤한 친구다. 하지만 정말 피곤한 건 그 장본인이다. 얼굴만 봐도 표가 난다. 경쟁, 공격심으로 긴장 일색이다. 실제로 이들은 쉬지도 못한다. 쉬는 사이 남들이 모두 앞서 가버릴 것 같은 불안 때문이다. 그러니 그로기 상태에 안 빠질 수 없다.

이런 상태로는 누구도 오래 못 간다. KO가 되어 병원신세를 져야 한다. 이게 이들의 정해진 코스다.

좀 지고 살자. 말 한마디 진다고 인생에서 지는 것도 아니다. 길 한번 양보했다고 큰일이 나는 것도 아니다.

줄 건 주자. 작은 일에까지 경쟁심을 발동하다간 정작 큰 일을 당하면 이겨낼 힘이 없다.

모든 걸 경쟁하는 눈으로 보지 말자. 긴 안목으로 보면 인생은 결코 경쟁이 아니다. 주어진 일에 최선을 다하는 것, 그게 인생이다. 경쟁의 등쌀에 자기 인생을 망친다면 그보다 더 허망한 일이 어디 있겠는가.

심장이 약해서가 아니다

불안증은 전신으로 반응한다. 불안하면 온몸에 증상이 생긴다. 머리칼이 쭈뼛 서고 눈동자가 커지고 코가 벌름거린다. 입에 침이 마르고 숨이 가쁘다. 가슴이 두근거리고 변이 마렵다. 팔다리가 후들거리고 발바닥에까지 땀이 난다.

불안하면 온몸 어느 한 군데 조용한 구석이 없다. 물론 사람에 따라 불안에 특히 예민하게 반응하는 신체 기관이 다를 수 있다. 그러나 대개의 경우 불안하면 어김없이 반응을 나타내는 게 심장이다. 당장 심장이 두근거린다. 이것으로 불안을 느끼는 사람도 많다. 그래서 요즈음 심장이 약하다는 사람이 부쩍 늘어났다. 소위 신경성 심장병이다. 작은 일에도 가슴이 두근거리면 심장이 약해서 그렇다는 해석이다. 진짜 심장병 환자처럼 가슴에 손을 얹고 전전긍긍이다. 운동은커녕 계단을 오르내리지도 못한다.

부인과 잠자리를 같이 안 한 지가 몇 해 되었다는 중증도 있다. 중도에 심장마비라도 올까봐서이다. 딱한 사람이다. 성적으로 흥분되어도 가슴이 두근거리지 않는다면 이거야말로 이상이다. 그러나 환자는 그게 아니다. 살얼음 위를 걷듯 조용조용, 일상 생활만 겨우 유지해 나간다. 얼굴도 헬쓱하고 영락없는 중증 환자다. 심장에 좋다는 약을 이것저것 먹어대다 진짜 심장병으로 된 환자도 있다.

결론부터 말하면 이건 심장이 약해서가 아니다. 심장이 약하다, 콩팥이 약하다는 말은 오래 전부터 민간 의학이나 한방에서 흔히 쓰여오는 말이어서 진짜 심장이 약해 심장마비나 걸리는 게 아닌가 걱정을 한다. 하지만 이건 막연한 말로서 심장상태를 과학적으로 진단한 결과와는 사뭇 다르다. 정말 약하다면 두근거리기도 전에 멈춰 버린다.

가슴이 두근거린다는 건 심장이 약해서가 아니라 튼튼하다는 증거다. 약한 건 신경이다. 심장 신경이 과민하거나, 혹은 리듬에 균형을 잃었기 때문이다.

　소심한 사람이 작은 일에도 가슴이 두근거리는 것은 위기상황에 대처하기 위한 생리적 반응이다. 이건 병이 아니다.

　뚜렷한 이유 없이 쉽게 두근거리는 사람은 만성적인 불안증이 깔려 있다는 증거다. 불안한 상태에서는 자율 신경계가 만성적으로 자극을 받기 때문에 까닭없이 가슴이 두근거린다.

　최근에 이런 심장 노이로제 환자가 증가 추세에 있는 것도 세태가 그만큼 불안하다는 반영이다. 이 경우엔 자신의 생활 환경, 정신 상태를 잘 파악해서 불안에 대한 근본적인 대처를 하지 않는 이상 심장병 공포에서 벗어날 순 없다.

　심장 전문의가 정상이라는데도 자꾸만 신경을 쓴다는 건 정서적으로 불안하다는 증거다. 그 원인을 찾아 치료해야 비로소 심장 신경증은 완치가 될 수 있다.

　웅크리고 앉아 있을 게 아니고 적절한 운동도 함께 해야 한다. 죽으란 소리냐고 펄쩍 뛰는 사람도 있다. 그렇잖아도 가슴이 두근거려 겁나는데 운동이라니. 하지만 그렇기 때문에 운동을 해야 한다는 게 의학적 충고다.

　첫째, 운동을 하면 생리적으로 심장이 두근거리게 돼 있다. 불안해서가 아니라 운동으로 인한 생리적 반응이라 생각하면 한결 안심이 될 것이다.

　둘째, 사람이란 여느 동물이나 마찬가지로 운동을 해야 한다는 사실이다. 하루에도 몇 번 심장이 쿵쿵거리고 온몸에 혈액 순환이 왕성하게 돌아가야 혈관 내벽에 붙은 찌꺼기가 씻겨 내려가서 동맥경화증 예방도 되는 것이다.

들판에 짐승들이 노니는 걸 보노라면 괜히 뛰고 달린다. 먹이를 찾으려고 그러는 것도 아니고, 적이 나타난 것도 아닌데 뛰는 것은 동물적 본능에서다. 동적인 속성을 충족시키기 위해서다. 의사가 없는 동물 세계에선 이렇게 뛰고 달리는 것만으로도 질병 예방은 물론 치료도 하고 있는 것이다.

요즈음은 진짜 심장병 환자에게도 적당한 운동을 권하고 있다. 가만히 있으면 심장이 약해져서 진짜 심장병이 된다. 이건 협박이 아니다.

화를 다스리는 법

화가 속으로 번지면 홧병(火病)이 되며, 만성적인 속앓이를 하게 된다. 사노라면 화날 일을 피할 수 없는데, 이게 속으로 쌓이면 큰병이 된다니 치료나 예방을 위해서는 어쨌거나 화를 풀어야 한다. 속에 쌓아 두지 말고 확 풀어야 한다는 것이 우리 민간 의학 개념이다. 그리고 이러한 설명은 현대 정신 의학적으로도 상당한 설득력을 갖고 있다.

화는 풀어야 한다. 화풀이를 하고 나면 마음이 시원하다. 맺힌 응어리가 풀리면 마음이 한결 가뿐하다. 이건 일상 생활에서 누구나 한두 번 경험했을 것이다. 하지만 이런 화풀이가 자칫 더 큰 화를 부를 수도 있다는 게 문제다. 당장이야 시원하겠지만 뒷감

당이 큰 일이다.

화풀이는 공격적이고 파괴적이다. '홧김에 서방질'이란 말도 엉뚱한 짓을 할 수 있는 화의 속성을 잘 말해 주고 있다. 돈 떼인 화풀이로 한대 갈긴 것이 폭행 상해죄로 구치소 신세를 져야 했던 경우도 실제로 많다.

화는 풀되 그 방법을 잘 연구해야 한다. 불을 끈다는 게 더 큰 불을 질러선 안 된다.

홧병의 여러 원인 중에서 먼저 어떻게 해 볼 방법이 없는 경우부터 생각해 보자.

찢어지게 가난한 집에 태어난 것도 생각하면 화날 일이다. 왜 하필이면 이 집에 태어났단 말인가.

사생아로 태어난 것, 못생긴 것, 키 작은 것, 천재지변, 시운을 못타 사업에 실패한 것······. 생각하면 억울하고 분한 일들이다. 골수에 한이 맺힐 일이다. 하지만 이건 다 어쩔 수 없는 일이다. 누구를 잡고 화풀이할 상대도 없다. 그런다고 상황이 나아질 것도 아니다. 해서 사람들은 쉽게 자포자기하는 심정에 빠진다. 될 대로 돼라. 심지어 자살까지 생각한다. 하지만 이런 방법으로선 호전은커녕 화만 깊어 갈 뿐이다.

이때의 해결책은 딱 한 가지 '거기엔 아무런 해결책이 없다는 사실' — 이것을 이해하고 받아들이는 길뿐이다. 운명으로 치부해도 좋다.

나로선 어쩔 수 없는 일이다. 내 탓이 아니다. 하긴 누구 탓도 아니다. 자학을 한다고 좋아질 일도 아니고 신세타령을 한다고 될 일도 아니다.

　자칫 자멸로 몰아갈 수 있는 그 한의 힘을 딴 곳으로 돌려야 한다. 한이 맺힌 사람은 무섭다. 집념이 강하다. 그 힘을 건설적인 방향으로 쓰자는 것이다.

　역사를 보면 한을 역이용한 입지전적 인물이 많다. 듣도 보도 못하게 태어난 헬렌 켈러 여사의 생애를 굳이 들추지 않더라도 핸디캡을 딛고 일어선 인간 승리는 수없이 많다.

　어떻게 그런 일을 해낼 수 있었을까 의문이 갈 것이다. 하지만 그 역경이 바로 힘이 되었던 것이다. 역설적 이야기지만 그가 만약 정상아로 유복한 가정에서 태어났다면 그저 이름없는 여인으로 흘러 갔을지도 모를 일이다.

　그러나 홧병은 뭐니해도 인간 관계에서 비롯되는 경우가 대부분이다. 타인의 어떤 행위로 인해 홧병을 얻는 것이다. 주부에겐 남편의 술, 도박, 특히 외도가 홧병의 주요인이다. 직장인은 그 원수같은 '상사'가 문제다. 친구한테서 모욕당한 일, 이웃집 공사에 담장이 무너진 일, 교통 사고 피해자……. 생각하면 분통이 터진다. 기분 대로라면 한대 갈기고 싶겠지만 그래서는 문제가 더 복잡해지리라는 걸 뻔히 알고 있다. 해서 더욱 속이 끓는다.

　이럴 때의 해결책은 그와의 관계를 끊거나 떠나는 방법이다. 남편의 외도가 문제라면 이혼을 해야 하고, 상사가 문제라면 사표를 쓰면 된다.

　실제로 이렇게 해결하는 사람도 많다. 어느 쪽으로건 결판을 내기 때문에 화가 쌓일 겨를도 없다. 간단하다. 하지만 여기엔 조

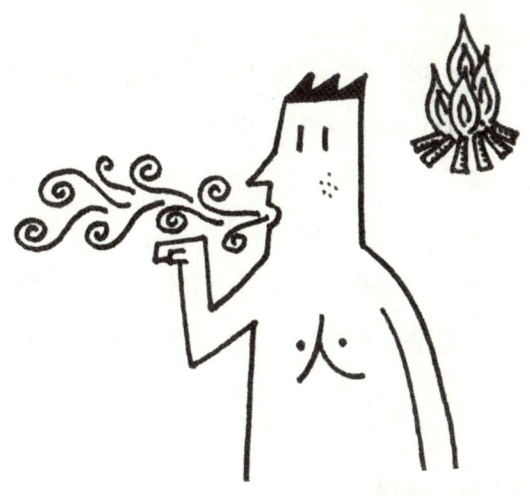

건이 붙는다. 그만큼 자신이 있어야 한다. 그럴 수만 있다면 전화위복의 계기를 만들 수도 있다. 축복받을 일이다.

불행히 이게 안 되는 경우가 있다. 자신이 없어서이기도 하고 얽히고설킨 인연 때문이기도 하다. 이때는 시간을 벌어야 한다. 그리고 실력을 쌓아야 한다. 내 인생역정에 혁명적인 발전의 계기를 만들 수 있을 것이다. 이 역시 축복 받을 일이다.

어느 무능한 뚱보 부인의 복수극 한 토막이다. 남편에게 버림받은 그는 필사의 노력으로 체중 감량에 성공했다. 아주 날씬한 미인이 된 것이다. 그뿐 아니다. 밤을 새워 컴퓨터 공부를 해 대회사 간부로 특채되었다. 그제서야 남편이 돌아왔다. 하지만 여인은 냉정했다. 보기 좋게 걷어차곤 새 애인과 행복한 재혼을 한다.

소설 같은 이야기지만 이건 실화다. 참으로 통쾌한 복수다. 참고 기다리는 슬기. 부인은 현명했다. 그는 자학하거나 자포자기 하지 않았다. 그렇다고 외도하는 남편에게 애걸하거나 화풀이도 하지 않았다. 화를 조용히 가슴에 묻었다. 단념도 포기도 아니었다. 체념이었다. 언젠가 때가 오기를 기다리면서 위를 향해 자기 변신을 꾀한 것이다.

이것이 진정한 의미에서의 화풀이다.

화는 끓는 그대로 폭발시켜선 안 된다. 일단은 참아야 한다. 그리곤 이를 건설적인 방향으로 승화시키는 슬기가 필요한 것이다.

심장병을 만드는 허세

예기치 못한 일, 의외의 일이 일어날 수 있는 상황에 놓일 때 제일 녹아나는 건 심장이다. 기복이 심한 증권 투자가 그렇고, 투기꾼의 생리도 마찬가지다. 오를지 내릴지 가슴이 죈다. 입에 침이 마르고 손발엔 식은땀이 흐른다. '가슴이 죄어 오는' 조마조마함을 느낄 것이다.

이러는 순간 심장에 걸리는 부하(負荷)는 아주 심각하다. 이런 상태가 몇 달, 아니 몇 해 계속된다고 가정해 보라. 심장맥관 계통에 이상이 올 건 뻔한 이치다.

전혀 앞을 예측할 수 없는 상황일수록 심장 부담은 더 커진다. 그러다 막상 주가가 폭락이라도 하는 날엔 앞이 캄캄하다. 밥맛이 날 것이며 잠인들 오랴. 기절해 입원 안 한 것만도 다행이다. 실제로 그런 환자도 적지 않다. 하지만 소위 '거물'이라는 사람들은 그렇지 않다. 아니 그럴 수가 없다. 상황이 급박해 질수록 더욱 태연한 척해야 한다. 배포가 크다는 인상을 줘야 하기 때문이다. 그래야 체면이 선다.

속은 끓는데도 겉으로 태연한 체 해야 하는 이 자세가 심장을 더욱 녹초로 만든다. 이럴 땐 차라리 자기 감정 그대로 표현하는 게 심장 부담을 줄이는 지름길이다. 땅이 꺼지도록 한숨도 쉬고, 눈물이 나거든 실컷 울기라도 하면 그래도 낫다. 그렇게 함으로써 심장맥관 계통에 주어진 긴장이 풀리기 때문이다.

속이 상할 때 시원스레 울기라도 하면 한결 속이 편해진다는 건 누구나 경험으로 알 것이다. 이러질 못하는 게 이 사람의 문제다.

회사의 중견 간부직도 이 점에선 마찬가지다. 회사 일이 제대로 안 되거나 결정적인 손해를 당한 경우도 부하 직원 앞에선 태연한 체 해야 하는 그 '허세'가 바로 심장병 발작의 주범이다. 실제로 이런 사람의 심장병 발병률이 일반인에 비해 거의 10배나 높다는 건 귀담아 들을 일이다. '간부직 병'이란 말이 요즈음 기업 사회에서 유행하게 된 것도 이런 기전에서 비롯된다.

어떤 감정이든 격한 파동이 일어나면 그로 인해 인체의 모든 신경계가 잔뜩 긴장을 한다. 그러면 연쇄적으로 그에 따른 행동을 일으킨다. 우스운 일을 보면 웃음이 터지고 슬픈 일을 당하면 눈물이 난다. 성이 나면 격노 반응이, 불안하면 안절부절 못하는 행동이 연쇄적으로 일어나게 된다. 그것은 거의 조건 반사적으로 일어나는 것이지만, 무슨 원인에서든 그 격한 감정을 표출하지 않고 그대로 참고 억제하려면 상당한 노력이 필요하다. 그리고 감정 상태에 따라 생긴 신경계의 긴장이 풀리지 않은 채 지속된다.

슬퍼도 울지 못하고, 기뻐도 웃지 못하고 억지로 참아 본 경험이 있는 사람이면 쉽게 이해할 수 있을 것이다. 표출되지 않는 이런 긴장이 오래 가면 병이 될 건 당연한 일이다.

여자가 장수하는 건 여러가지 원인이 있겠지만, 상한 감정을 솔직히 표현할 수 있는 융통성도 큰 몫을 하고 있다. 휘어지긴 해도 부러지진 않는 게 여자의 생리다. 아니 휘어지기 때문에 부러지지 않는 것이다.

남자라는 자존심, 리더라는 위치 때문에 태연한 척 해야 한다는 강박감이 당신의 심장을 그로기로 만들고 있다. 언제, 무슨 일이 일어날지 모르는 긴박한 상황에 처한 사람일수록 자기 감정을 있는 그대로 표현하는 슬기가 있어야 한다. 좋으면 좋은 대로, 나쁘면 나쁜 대로 자기 감정에 충실한 사람이 건강을 누릴 수 있다.

불행히 보통 사람들의 뇌리에 새겨진 지도자상은 '바위' 같은 사람이다. 웬만한 일엔 흔들리지 않아야 한다. 지도자가 동요하면 부하직원들은 방향을 잃는다. 회사가 문을 닫게 된 상황에도 초연하고 의젓해야 한다고 믿는 게 사장의 생각이다. 속은 타도 겉으론 초연해야 하는 이 자세가 심장병을 만들고 있는 것이다.

감정에 충실함으로써 오히려 부하 직원과 더 친밀해 질 수도 있다. 허세가 사람 죽이는 일은 없어야 한다.

A형 성격

　최근 정신 신체 의학분야에서 관심을 모으고 있는 게 'A형 성격'이다. 이런 성격의 사람이 심장병을 잘 일으키기 때문이다.
　이들의 성격상 특징은 무엇보다 시간 관념에 철저하다. 1분이 늦으랴, 버스 안에서 발을 동동 구른다. 약속도 정확히 지킨다. 따라서 주위의 신임이 두텁다. 활동적이고, 매사에 적극적이다. 일을 찾아다니고 없으면 만들어서라도 해야 직성이 풀린다.
　성취 의욕이 대단해서 어떤 일에도 져서는 안된다. 공격적이요, 절대 물러서는 일이 없다. 쉬지도 못한다. 어쩌다 몸살 앓는 게 그에겐 유일한 휴식이다. 하지만 한 이틀 앓고 난 후엔 마치 몇 년이나 퇴보한 듯한 초조함에 또 쫓긴다. 놀면 배가 아픈 '일 중독증' 환자의 전형적인 성격 유형이다.
　주위에서 흔히 볼 수 있는 사람이다. 아니, 여유 있는 외국인 눈에 비친 모든 한국인이 A형 성격이란 말도 있다. 맹렬 사원이다. 이런 부하 직원을 거느리면 상사는 앉아 놀아도 회사는 제대로 돌아간다. 이러니 A형 성격은 출세가 빠르다.
　문제는 그의 심장이다. 그렇게 이를 악물고 뛰니 교감신경은 만성적인 흥분 상태에 있을 것이고, 심장은 그만큼 부담이 많아진다. 이런 팽팽한 긴장은 심장근에 영양을 공급하는 관상동맥에 막중한 스트레스를 주게 되며, 차츰 혈관 벽의 신축성이 떨어진다. 때론 관상동맥의 좀 더 큰 가지의 기능이 완전히 마비되어 심장병으로 급사하기도 한다. 아니면 아주 작은 가지의 기능이 약해져 그 부위에 충분한 혈액 공급이 안 되면서 심근경색이 일어나 심부전증을 야기시키기도 한다.

심장병의 원인은 체질적인 문제에서 식사 내용 등에 이르기까지 많지만, 이런 A형 성격 또한 중요한 인자로 작용하고 있다. 물론 일을 열심히 하는 그 자체만으로 심장병이 오는 건 아니다. 활동적이고 적극적인 자세는 오히려 심장에 좋다. 문제는 그가 인생을 보는 자세다. 열심히 일하는 것과 그렇게 하지 않으면 안 되는 강박증과는 그 의미가 다르다. 심장에 주는 부담도 물론 다르다.

인생을 마치 경쟁이나 하듯 양보도 없이 절대로 져선 안 된다는 경쟁 의식에 쫓기는 사람이라면 그의 심장이 편할 수 없다. 관상동맥이 계속 긴장돼 있기 때문이다.

이게 문제다. 성격이 병을 만드는 전형적인 경우다. 성격이 그의 운명을 좌우한다는 소리도 과언이 아니다. 아무리 급박한 세태라도 마음의 여유는 있어야겠다.

질 줄도 알아야 하고 때론 쉴 줄도 알아야 한다. 심장도 휴식이 필요하다. 아무런 부담없이 자연스런 리듬에 의해 뛰게 하는 것이 심장의 휴식이다. 생명이 있는 한, 한 순간도 쉬지 않고 뛰어야 하는 게 심장이다. 그러기에 소중히 아껴야 한다.

눈에 불을 켜고 설쳐대야 하는 사람이면 심장 생각도 좀 해 줘야 한다. 1년에 한 번 긴 휴가도 즐길 줄 알아야 한다. 당신이 빠지면 회사가 안 돌아갈 것 같지만, 그건 과대 망상이다. 당신의 며칠 휴가에 회사가 문을 닫진 않는다.

좀 쉬어가며 심장에 휴식을! 그게 결국엔 이기는 길이다. 인생이 경주라면 최후의 승부는 중년도 지나 인생의 숙년기에 판가름난다. 그때는 건강이 말한다.

C형 성격

A형 성격은 출세가 빠르다. 그러나 대신 심장병이라는 비싼 대가를 치러야 한다. 물론 다 그런건 아니겠지만 확률적으로 B형 성격에 비해 훨씬 높다는 게 심장병 학자들의 연구 보고이다.

프리드만과 로펜만 박사팀이 3천명을 대상으로 조사한 결과 인간은 두가지 대표적인 성격 유형으로 구별되었다. 출세, 성공 지향형의 급한 A형과는 대조적으로 B형은 협조적, 타협적이며 온화하고 느긋한 성격군으로 분류되었다. 이들은 A형과는 모든 면에서 정반대의 유순하고 넉넉한 성격이다. 따라서 심장병 발병률이 A형에 비해 현저히 떨어진다.

이런 연구와 맥을 같이 하는 세계 보건기구(WHO)의 조사 보고도 참으로 흥미롭다. 세계를 상대로 한 조사에서 남자 대 여자의 심장병 발병률이 5대1로 남자쪽이 압도적으로 많은데, 남자들의 격렬한 경쟁 심리가 그 원인으로 지적되고 있다.

그 다음, 지역적으로 세계에서 제일 높은 발병률의 핀란드 남자가 중국 북경시 남자에 비해 15배나 높은 것으로 보고되었다. 지방분을 많이 섭취하는 중국인의 발병률이 제일 낮다는 사실은 의외의 결과다. 이를 두고 중국인 스스로는 양파와 중국 차 덕분이라고 설명하고 있다. 그래서인지 요즈음 지방분 섭취가 많은 나라에서 중국 차를 애용하는 인구가 늘어나고 있다는 보고이다.

하지만 내 생각엔 중국 사람의 '만만디' 성격에 더 큰 원인이 있지 않은가 추정된다. 중국인의 대륙적 기질은 참으로 느긋하다. 여유만만, 바쁠 게 없다. 중국인과의 교류가 늘면서 조급한 한국 사람은 이 만만디 성격 때문에 아주 몸이 단다고 한다. 한시가 급한데 상대하는 그들은 이런 마음을 아는지 모르는지 미적미적 일을 미루는 통에 애간장이 다 녹는다고 한다.

다행히 이번 WHO 조사에서는 한국이 포함되진 않았지만, 급하기로 말하면 세계적인데 심장병 발병률이 상당히 높게 나오지 않았을까 걱정된다.

어쨌거나 바야흐로 현대 사회는 무한 경쟁 시대로 돌입하고 있다. 우물쭈물하다간 낙오될 판이다. 여성도 사회 진출이 활발해지면서 차츰 심장병 발병률이 남성을 추월하지 않을까 걱정이다. 중국도 자본주의화하는 과정에서 특유의 만만디가 사라지고 조급한 경쟁 심리가 발동되면 심장병 환자가 증가할 것이란 추정이 가능하다.

그 점에서 우리 한국도 안심권은 결코 아니다. 지난 몇 년간 심장병으로 인한 사망률이 꾸준히 늘어나 질병 양태가 거의 선진국화 되어 간다는 게 학계 보고다.

식사 패턴은 물론이고 거기다 조급증과 치열한 경쟁심은 좀처럼 수그러들 기세가 아니다. 극단적인 표현을 빌자면 한국인의 국민성이 A형 성격화되어 가고 있는 게 아닌가 하는 느낌이다. 실제로 외국 학자 눈에 비친 한국인의 모습은 A형 그대로이다. 좋게 보면 역동적이고 활력이 넘치는 근면한 민족이랄 수도 있겠지만 시각을 달리하면 우리 국민성은 A형 그 자체이다.

한 템포 늦추어야 한다. 그렇다고 이 바쁜 세월에 모두가 느긋한 B형으로 될 수도 없는 게 우리의 현실이다. 산중에 들어가 수도승 생활을 하지 않는 한 B형처럼 느슨해서야 이 무한 경쟁 시대에 적응하기란 쉽지 않다. 그래서 나온 것이 절충형의 C형이다. 물론 이건 학계에 공인된 성격 유형은 아니고 다만 A, B형의 장점과 단점을 절충한 중간형을 이상적인 성격으로 마음속에 정립해 두자는 주장이다.

서두를 땐 서두르더라도 틈틈이 여유를 갖고 완급을 조절해 가면서 생활에 리듬을 주자.

불안 · 발작 · 공황

청천벽력이다. 건강한 젊은이가 길가다 말고 갑자기 심장이 멎는다. 숨이 막히고 앞이 캄캄하다. 금방이라도 죽을 것 같다. 본인은 물론 주위 사람도 놀란다. 허겁지겁 응급실로 실려온다. 응급실 의사도 놀란다. 우선 산소 호흡부터 시키면서 서둘러 심장 진찰을 한다. 하지만 혈압이 약간 높고 맥박만 빠를 뿐 심장 자체는 아무런 이상이 없다. 진정제 주사 한대에 모든 상황은 끝난다. 환자는 언제 그랬냐는 듯이 멀쩡해진다.

이게 요즈음 흔히 보는 '불안-공황 발작증'이다. 마치 심장마비라도 걸린 것 같은 극심한 공포에 떨지만 심장과는 아무 상관없는 불안 발작의 심한 형태다. 요즈음 이런 환자들이 날로 증가하고 있어서 가끔 응급실 직원들의 혼을 빼놓는다.

여자에게도 물론 발병하지만 40세 안팎의 남자에게 자주 나타난다. 그것도 아주 야심적이고 활동적인 사람이라는 게 특징이다. 출세가도를 달리는 대기업의 간부직이나 중소기업의 사장에게서 흔히 일어난다.

증상 발작 상황은 대개 혼자 있을 때나 장거리 버스 여행, 객지에서 혼자 여관에 투숙하는 경우가 대부분이다. 따라서 이들은 혼자서 먼곳에 가길 기피한다. 행여 혼자 있는 동안 발작이라도 일어나면 어쩌나 하는 예기 불안 때문이다. 따라서 이들은 어디를 가나 자기가 가장 믿을 수 있는 사람과 동행한다. 대개의 경우 아내가 동반할 수밖에 없다. 어딜 가든 함께 다니므로 잉꼬부부처럼 보이기도 한다. 이게 아내가 남편의 병을 더 키우는 꼴이 되기도 한다. 집에만 있어야 했던 아내에겐 '행복한 병'이다.

어쨌거나 일단 발병하면 이 야심가의 활동 범위가 좁아질 수밖에 없다. 그렇게 적극적이던 사람이 매사에 소극적이 된다.

이 병의 발작 원인은 기질적인 문제도 있지만 주로 정신적인 데 있다. 대체로 크게 두가지로 해석하는데, 어릴적 이별로 인한 정신적 외상이 있는 경우가 그 중 하나다. 혼자 가는 출장이나 여행중 발병이 잘되는 건 그래서다. 어릴적 엄마와 떨어져야 했던 그 아픈 기억이 되살아나 또 행여 그런 상황이 되지나 않을까 하는 상징적 불안 발작이다.

또 한가지 원인으로는 성공, 출세 지향형의 사람이 가벼운 신체적 질환, 가령 편도선염이나 신장염 등을 앓았을 경우, 행여 이게 악화되어 출세에 지장이 있지나 않을까 하는 잠재적인 불안이 어느날 갑자기 폭발하는 경우이다. 지금까지는 탄탄대로의 출세가도를 달려 왔다. 이제와서 신체에 이상이라도 생긴다면 모든 꿈이 무산될지도 모른다는 강박관념 때문이다.

이 병의 치료는 이러한 정신적 요인을 밝혀내는 게 중요하다. 치료제로서는 항불안제를 쓰기도 하지만 공황 발작을 예방하는 약재를 써야 하므로 일단 전문의의 상세한 진단이 필요하다.

명심해야 할 일은 절대로 이 병으로는 죽지 않는다는 사실이다.

당황하지 말고 조용히 산책을 하면서 지내노라면 발작은 오래 가지 않는다.

제4장
우울할 땐 울어라

제4장 우울할 땐 울어라

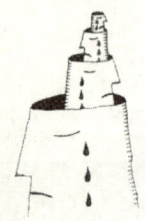

습관적으로 우울한 사람은 대뇌에 우울 반응이 연쇄적으로 일어나게끔 세트가 짜여진 사람이다. 이 악순환의 고리를 끊어야 한다.
그건 긍정적인 생각, 긍정적인 기분 그리고 긍정적인 행동으로 가능하다.

계절을 앓는다

'봄을 탄다'는 사람이 있다. 해마다 이맘때가 되면 아주 죽겠다는 거다. 밥맛도 없거니와 의욕도 떨어진다. 이유도 없이 그저 피곤하고 능률이 오르지 않는다. 아주 비슬비슬하다. 살 재미도 없고, 차라리 이대로 죽어 버리기라도 하면 싶다는 사람도 있다.

증상으로 보면 전형적인 우울증 같지만 이건 계절병이다. 우리나라처럼 사계가 분명한 지역에만 있는 특수병이다. 예외가 있긴 하지만 대개의 경우 병은 아니다. 계절이 바뀜에 따라 거기 맞게 신체리듬을 조절해야 하는 생리적 반응이다.

겨울 동안 움츠려 있던 신체 기관들은 봄이 되면 활동량이 불어 나면서 거기에 맞게 조절이 되어야 한다. 신체 조절은 아직 안 되고 있는데 갑자기 활동을 많이 하면 이를 감당해내기가 힘들다. 봄날 따뜻한 양지에 앉으면 노곤해지면서 졸음이 오는 것도 그런 이치에서다.

활동을 자제하고 좀더 쉬라는 신호다. 그건 마치 아침잠이 덜 깬 사람이 출근 버스에서 조는 현상과도 같다. 눈만 뜨면 오뚝이처럼 일어날 수 있는 사람은 그리 많지 않다. 이불 속에서 뒤척거리다가 억지로 일어나 앉아도 한참 동안은 정신이 없다. 아직 신체가 활동준비를 갖추지 못했기 때문이다.

계절이 바뀐다고 우리 몸이 곧 거기에 적응할 수 있게 바뀌진 않는다. 잘 되는 사람도 있지만 힘든 사람도 있다. 환절기에 몸조심하라는 어머니 당부도 우리 나라에서만 들어볼 수 있는 말이다. 한국의 사계는 그만큼 분명하다.

여름 한더위를 건강하게 넘길 수 있는 행운아는 그리 많지 않다. 후덥지근한 장마철에 기분 좋은 사람은 없다. 불쾌지수라는 말까지 등장했다. 여름 탄다는 사람이 많은 것도 무더운 계절 탓이다.

아무리 둔하고 미련한 사람이라도 한국 땅에 사는 한 계절의 영향을 안 받고 살 수는 없다. 의식하든 않든 우리는 체질적으로 계절에 민감하게 돼 있다.

가을은 가을대로 애상조의 무드에 젖는다. 낙엽이 지면 무척이나 감상적으로 되는 게 한국사람이다. 그러나 음산한 겨울이 오면 온 산천이 얼어붙고 마음도 꽁꽁 얼어 버린다.

이런 계절엔 울증에 빠지는 게 정상이다. 뒷뜰에 진 낙엽을 보고 웃음이 나고 즐겁기까지 하다면 이건 정신 분열증이다. 아니면 조증환자다.

몸도 마음도 계절에 맞게 바뀌어야 한다. 생리적 리듬도 달라야 하고 정서적 반응도 바뀌어야 한다. 이러한 과정에서 실조증이 올 수도 있고, 적응이 힘든 경우도 있다. 신체에 이상이나 있는 게 아닌가 걱정은 되겠지만 이건 일시적 현상이다. 우리 신체는 한반도의 계절에 맞게 체질화되어 있다. 감정이 풍부한 것도 그런 연유에서다. 사계절에 따라 자연 변화가 그만큼 다양하기 때문이다.

계절을 앓는 사람, 당신은 그만큼 계절에 민감하다는 뜻이요, 감성이 풍부하다는 뜻이다. 예술가라면 축복받은 사람이다. 하긴 보통사람이래도 풍부한 감성이 나쁠 건 없다.

습관성 우울증

만날 적마다 죽겠다는 사람이 있다. 평생을 그러면서도 죽지 않고 사는 게 용하다.

그저 인사가 죽겠다는 거다. 말끝마다 죽을 지경이라고 울상이다. 좋은 일이 생겨도 죽겠다고 야단이다. 애가 대학에 합격을 해도 마찬가지다. 담임 선생 대접에 입학금 걱정, 친지들 축하 인사까지 아주 죽을 지경이라고 야단이다. 인사가 듣기 싫어서도 아니다. 입학금 걱정을 해야 할 살림도 물론 아니다. 뽐내느라 일부러 능청을 떠는 것도 또한 아니다. 그저 습관이 돼서 그럴 뿐이다.

엄살도 아니다. 그의 행동거지나 표정에서 그게 엄살이 아님은 쉬 알 수 있다.

깊게 파진 주름, 잦은 한숨, 축 늘어진 어깨 하며 탄력 잃은 피부, 핏기 없는 안색에서 그의 타령이 결코 헛소리가 아니란 걸 알 수 있다.

그의 생각도 부정과 회의 일색이다. 모든 게 비관적이고 뭐 하나 되는 게 없다. 사는 재미도 물론 없다. 모든 게 억지다. 남들 보기엔 그 좋은 여건을 활용 못하고 답답할 정도로 재미없게 살아간다. 산다기보다 그저 지탱해 나간다. 본인의 탄식이 아니라도 알 수 있다. 그가 만성적인 우울증에 시달리고 있다는 건 전문가가 아니라도 알 수 있는 일이다.

신기한 일은 곧 쓰러질 것 같으면서도 할 일은 다 하고 있다는 사실이다. 돈도 잘 벌고 인사치레도 깍듯하다. 찾아 볼 사람 잊지 않고, 모임에도 빠지지 않고 얼굴을 내민다. 그저 만나서 하는 인사가 죽겠다는 게 탈이지 할 짓은 다 하고 다닌다.

이게 습관성 우울증이다. 울증이 습관처럼 생활화되어 버린 것이다. 사람의 심성은 참으로 묘한 것이어서 계속 죽겠다고 반복하다 보면 그게 마치 사실인 양 되어 버린다. 중추신경이 부정적인 무드에 휩싸이기 때문이다. 몇 달, 아니 몇 년을 계속 죽겠다고 되뇌어보라. 누구의 중추든 진짜로 죽기 직전의 무드로 가라앉고 말 것이다.

우울증이 기정 사실인 양 정착돼 버린다. 그게 마치 자신의 운명이나 숙명인 것처럼 습관화된다. 피할 수도 없는, 어찌 할 수도 없는 우울증의 제물이 돼 버린다. 그게 당연한 것처럼 생활 전반에 걸쳐 하나의 패턴을 형성하게 된다.

이게 습관성 울증의 형성 과정이다. 어쩌다 시작된 죽겠다는 타령, 입버릇처럼 되뇌이다 보면 어느 사이엔가 진짜 우울증으로 바뀌는 것이다. 울증의 우물 속에 제 발로 걸어들어간 것이다. 자기 최면의 제물이 된 것이다.

여기서 빠져나와야 한다. 우선 그 죽겠다는 타령부터 고쳐야 한다. 이건 의지로 되는 일이다. 결심만 한다면 어려운 일도 아니다. 그 부정적인 자기 최면을 걷어내야 한다. 그리고 긍정적인 쪽으로 자기 최면을 걸어야 한다.

신난다고 되뇌어 보라. 우울한 기분이야 당장 어찌 할 수는 없지만 신난다고 되뇌이는 건 내 의지로 될 수 있는 일이다.

재미좋으냐고 인사하거든 좋다고 대답해라. 장사 잘 되느냐고 묻거든 잘 된다고 해라. 그러노라면 중추가 어느새 긍정적인 무드로 바뀌고 당신 얼굴에도 희색이 감돌게 될 것이다. 세상이 비로소 밝게 보일 것이다.

가끔 한 번씩 웃어 보라. 누가 보면 실없는 사람이라고 흉볼지 모르니까 혼자 있을 때 웃는 표정을 지어 보자. 얼핏 생각에 진짜 우스운 일이지만 이 작은 행동이 신기한 효과를 발휘한다.

사람은 슬퍼서 우는 게 아니고 울기 때문에 슬프다는 말도 있다. 좋아서 웃는 게 아니고 웃으니까 기분이 좋아진다는 말도 사실이다.

습관적으로 우울한 사람은 대뇌에 우울 반응이 연쇄적으로 일어나게끔 세트가 짜여진 사람이다. 이 악순환의 고리를 끊어야 한다. 그건 긍정적인 생각, 긍정적 기분 그리고 긍정적 행동으로 가능하다.

세 가지 오해

우울하기 때문에 생각을 부정적으로 하게 되느냐, 아니면 부정적인 생각 때문에 우울증에 빠지느냐. 계란이 먼저냐, 닭이 먼저냐 하는 물음과 같은 이 화두는 정신의학에서도 명쾌한 해답을 못하고 있다. 그러나 분명한 것은 어느 게 먼저이든 생각을 부정적으로 할수록 우울증은 더 깊어간다는 사실이다. 따라서 우울증의 치료는 환자의 생각이 모든 점에서 부정적이고 비판적이라는 전제에서 출발한다.

부정적인 무드가 생각 전반에 걸쳐 퍼져 있지만 그 중에서도 특히 문제가 되는 세 가지 오해가 있다.

첫째, 지금 내가 겪고 있는 이 우울증은 평생 처음이라는 생각이다. 처음이라 어떻게 해야 할지 막막하다는 것이다. 이런 생각이 증세를 더 깊게 한다. 하지만 생각해 보자. 지금까지 살아오면서 우울한 일이 정말 한 번도 없었던가 말이다. 때로는 실망도 하고 때로는 좌절, 실의에도 빠졌었다. 하늘이 캄캄했던 일도 한 두 번은 있었을 것이다.

우울의 늪에서 허우적거려야 했던 기억들은 누구에게나 있는 법이다. 남들이 보기엔 하찮은 일이라도 당하는 나로서는 여간 괴로운 일이 아니었다. 죽어 버리고 싶었던 때인들 왜 없었으랴. 마음속에 수십 번씩 유서를 쓰고 지우고 했던 기억도 있다. 그러면서도 용케 견디고 끝내 그 우울의 늪을 헤쳐나왔지 않았느냐.

이번에도 견뎌낼 수 있다. 지난 날을 돌이켜 보라. 그 역경을 어떻게 극복했던가를 자세히 생각해 보자. 신앙의 힘으로 버티기도 했을 것이다. 여행을 하기도 했을 것이다. 선배와 동료와 많은 대화를 나누기도 했을 것이다. 전문가를 찾아 상담을 한 경험도 좋다. 어느 것이든 당시 상황을 자세히 떠올려 보자.

어떤 방법으로 어떻게 그 고비를 넘겼는지를 구체적으로 생각해 보자. 그러는 과정에서 이번에도 방법이 떠오를 것이다. 물론 상황이 이번과는 다를 수도 있다.

지난날의 방법으로는 안 될지도 모른다. 그렇더라도 그 절망의 늪에서 헤쳐 나왔다는 사실을 확인하는 것만으로 자신감이 생기고 위안이 될 것이다.

그 다음 함정은 이제 나에겐 더 이상의 여력이 남아 있지 않다고 생각하는 일이다. 버틸 만큼 버텨 봤지만 아직도 캄캄한 절벽이 가로막고 있다. 여기 이대로 가라앉을 수밖에 없다. 힘도 능력도 없다. 이게 우울증의 두번째 오해다.

잊지 말자. 사람은 숨이 끊어지지 않은 이상 살 힘이 있다. 죽어서 더욱 큰 힘을 발휘하기도 하거늘 하물며 산 사람이야.

인간에게는 최후의 순간에 역경을 이겨낼 수 있는 무서운 저력이 비장되어 있다. 창조주는 인간의 극한 상황이나 비상 사태를 당했을 때 이를 극복해낼 수 있는 비장의 무기를 감춰 두었다. 이 힘을 믿어야 한다. 당신에게도 숨겨져 있다. 다만 발휘하지 않고 있을 뿐이다.

세번째 오해는, 지금 상황이야말로 최악의 경우라고 생각하는 일이다. 이 세상 누구도 감당할 수 없는 일이라고 믿고 있다. 물론 이것도 오해다.

사람은 누구나 자신의 고통만큼 큰 것은 없는 줄로 안다. 하지만 객관적으로 따져 보자. 과연 당신이 생각하는 만큼 심각한가를.

조금만 여유를 찾아 냉정히 생각해 보면 그게 당신의 오산이란걸 알 수 있다. 다만 우울증이 모든 상황을 어둡게, 확대 과장해서 보이도록 만들었을 뿐이다.

이전에 그랬듯이 이번에도 이겨낼 수 있다. 능력도 있다. 그리고 상황도 당신이 생각하는 만큼 절망적인 것이 결코 아니다. 오해에서 벗어나라. 그게 치료의 지름길이다.

슬럼프의 함정

조증과 울증이 교대로 오는 '조울병'이 있다. 얼마간의 울증 상태가 계속되다가 그 반동으로 이번엔 기분이 들뜨는 조증 상태로 된다. 감정의 저공, 고공을 번갈아 비행하는 사람이다. 그만큼 인생살이도 기복이 심할 수밖에 없다.

울증 상태에 있는 동안은 물론 사람을 기피한다. 두문불출 혼자 틀에 박혀 있다. 책을 읽거나 깊은 사색에 빠진다. 지난 날들을 돌이켜보며 반성도 한다. 경솔하고 교만했던 자신을 채찍질하기도 한다. 그리고 앞으로의 일을 구상도 해 본다. 물론 생각뿐 실천에 옮길 힘은 없다. 울증에 빠져 있기 때문이다.

그렇게 얼마간의 시간이 흐르면 울증의 바닥에서 이번엔 흥분 일색의 고공비행을 하는 시기가 온다. 기분이 좋다. 많은 사람을 만나고 인심이 좋아진다. 모든 일에 자신감이 넘친다. 못할 일이 없을 것 같다. 지칠 줄 모르고 뛴다. 잠도 잊고 활동한다. 사교적이고 활동적이다.

어제의 그와는 정반대이다. 울증 기간 차곡차곡 쌓아둔 생각들을 실천에 옮긴다.

울증이 생각의 시기라면 조증은 실천의 시기다. 아무리 훌륭한 아이디어도 행동으로 옮기지 않은 이상 썩은 생선이다. 그렇다고 생각도 구상도 없이 행동만 앞세워도 그 또한 문제다. 천방지축이 될 것이기 때문이다.

조울증은 이 양극이 잘 조화된 경우이다. 물론 조울증이 심하면 정신병이 되어 입원을 해야하는 경우도 많다. 울증은 자살의 위험이 따르고 조증은 겁없이 일을 저지르기 때문에 재산상의 큰 손실을 부를 수도 있어 이를 예방하기 위함이다.

그런데 이 조울 성향이 적당히 섞여 있는 경우가 있다. 이런 사람을 순환성 성격(循環性 性格)이라 하는데, 역사적인 인물 가운데 흔히 발견된다. 미국의 링컨 대통령도 그 중의 하나다. 그의 어릴 적부터의 독서벽은 유명하다. 변변한 정규 교육을 못 받았어도 그는 해박한 지식으로 정평이 나 있다. 그게 그의 광적인 독서열에 기인한 것임은 다 아는 이야기다. 하지만 그 많은 독서가 그의 혼자 있고 싶어하는 우울 성향의 덕분이었다는 걸 아는 사람은 그리 많지 않다.

그의 전기를 읽노라면 우수에 잠긴 우울 성향이 여러군데서 발견된다. 하지만 그는 그러한 시기에 책을 읽고 깊은 사색에 빠졌으며 앞날을 구상했다. 그리하여 이윽고 대통령에 출마, 선거 유세에서 보인 그의 초인적 능력에 모두들 감탄하게 된다.

사람 좋기로 이름난 것, 지칠 줄 모르는 강행군의 선거 운동 등 그의 초인적 활동은 그의 조증 성향으로 설명된다. 적당한 조울증이 영웅병으로 불리게 된 까닭이 이해가 될 것이다.

울증 기간의 치밀한 기획, 구상, 자료 분석, 냉정한 평가를 통해 앞으로 다가올 활동기를 대비한다. 사람은 누구나 울증에 빠진다. 그러나 언제까지 그 울증의 바닥에 머물러 있는 건 아니다. 일정한 시기가 지나면 별 치료 없이도 자연 회복된다. 이 기간을 학자들은 길어야 9개월로 잡고 있다. 이 시기가 지나면 다시 건강이 회복된다.

조울 성향처럼 조증 상태로 올라가진 않더라도 울증기에 비하면 훨씬 활동적으로 될 건 분명하다. 그땐 뛰어야 한다. 그러기 위해 지금은 생각하고 준비하는 시기다. 울증 속엔 위대한 잠재력이 비장되어 있다는 걸 명심해야 한다.

조울증이나 순환성 기질이 아니라 하더라도 정상인 누구에게나 슬럼프에 빠지는 시기가 있다. 4할 타자도 슬럼프에 빠지면

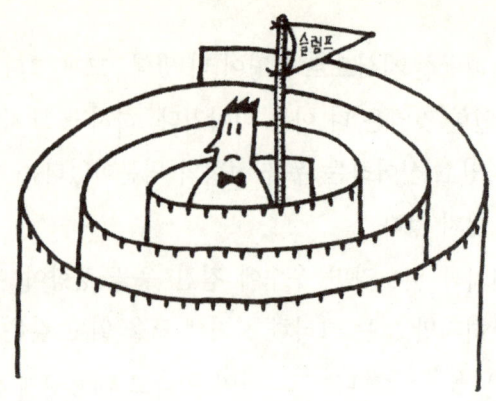

벤치에 밀려 앉아 구경만 하는 신세가 될 수도 있다. 그러는 동안 다른 타자의 스윙 폼이나 투수의 구질 등을 면밀히 관찰하여 참고함으로써 다시 타석에 서는 날 맹타를 휘두를 수 있게 된다. 이게 대타자의 진면목이다.

누구나 슬럼프에 빠질 수 있다. 그럴 땐 실망하지 말고 조용히 지난날을 돌이키며 앞날을 도모하는 귀중한 시간으로 활용할 줄 알아야 한다.

슬럼프는 긴 게 아니다. 길어야 한 계절 지나면 서서히 절로 벗어나게 된다. 그 기간을 허송하기엔 인생이 너무 아깝지 않느냐.

위대한 울증을 위해 축배를 들어야 할 날은 반드시 올 것이다.

남북 분단도 내 탓?

"아직도 남북통일이 안된 건 그저 내 못난 탓입니다. 얼마나 무능하면 사나이 스물에 남북통일을 못 시킨단 말입니까. 죽어야 합니다. 나같이 무능한 놈은 살 가치가 없습니다."

이게 그의 자살 기도 동기다.

가족이 병원에 데려왔을 적에도 크게 한숨을 지으며 제 머리를 쥐어뜯었다. 자신이 죽어야 세계 평화가 온다는 것이다.

얼른 듣기에 납득이 안 가는 이야기다. 하지만 이건 연극 대사도 아니요, 남이 장군의 시도 아닌, 현실에 있는 일들이다. 이들은 하나같이 자신의 무능을 탓하고 있다. 통일이 안된 거나, 지구상에 전쟁이 계속되는 거나 모두 자신이 무능한 탓으로 돌리고 있다.

여기서 우린 무능하다는 결론이 어디에 근거를 두고 있는가를 분석해 볼 필요가 있다. 그 바닥엔 자신들의 능력은 무한정이어야 한다는 과대 망상증이 도사리고 있다는 걸 쉽게 알 수 있다. 이들의 우울증은 바로 이 과대 망상증에서 비롯된 것이다. 하겠다고 마음만 먹으면 무엇이든지 할 수 있어야 하는데, 그게 안되니 우울증에 빠질 수밖에, 과대망상성 울증 환자다.

세상에 이런 엉터리가 어디 있어. 물론 이 경우는 이야기 주제나 내용이 좀 거창하지만 비슷한 일은 주변에서도 심심치 않게 볼 수 있다.

지나치게 자신을 과대 평가하거나, 아니면 이상을 높이 설정한 나머지 도저히 거기에 이르지 못할 때 사람들은 실의와 좌절에 빠져 우울해진다.

대학은 커녕 고졸도 힘든 판에 굳이 명문대라야 한다는 청년,

인물은 별로인데 미스 코리아 대회에 나가겠다고 우겨대는 아가씨, 눈만 높아 혼기를 놓쳐 버린 노처녀 ……. 그래서 끝내 실의와 좌절에 빠진 경우도 그 한 예이다.

저 잘난 맛에 산다지만 그것도 기분으로 그칠 일이지, 현실적인 문제에서까지 자신의 능력을 과대 평가한다면 실패는 정해진 코스다.

처음부터 자기 능력으로는 도저히 이루지 못할 목표였다. 아무리 발버둥치고 머리를 짜내 필사의 노력을 한대도 되질 않는다. 도대체 거기에 도전한다는 것부터가 무모한 짓이었다. 만용도 지나 바보 같은 짓이다. 그러나 불행히 본인은 그렇게 생각지 않는다는 데 문제가 있다. 할 수 있다고 생각한다. 할 수 있어야 한다고 생각한다. 이 사람들의 비극이 여기에 있다.

누구나 자기 능력을 객관적으로 정확히 평가한다는 건 힘든일이다. 과대 망상이 빚은 우울증과는 반대로 자신의 능력을 평가절하하는 사람도 세상엔 많다. 사장 재목인데도 자신은 급사직에 만족하고 있다. 그 정도면 성공했다고 자족하고 있다. 자기 능력이나 분수로는 이것도 과분하다고 믿고 있다. 남들이 보기엔 딱하지만 자신은 편하다.

큰 재목이 고작 거기에서 썩고 있으니 사회적으로도 큰 손실이다. 그러나 개인으로선 지극히 만족이다. 망상성 울증과는 너무나 대조적이다.

연속되는 실패 끝에 실의와 좌절, 그리고 울증이 오는 경우라면 본인의 능력을 객관적으로 평가해 볼 수 있는 냉정함이 필요하다. 단지 운이 없었다고 고집 세우지 말고 필요하면 궤도 수정도 해야 하고 목표 설정도 자기 능력에 맞게 낮추어야 한다.

휴일 우울증

얼른 들어 납득이 안 가는 일이다. 즐거운 휴일에 우울증이라니? 믿기지 않겠지만 그건 사실이다. 휴일에 자살률이 높다는 통계만 봐도 알 수 있다.

병원 응급실은 휴일이나 명절이 제일 바쁘다. 요즈음 들어 부쩍 늘어난 교통 사고를 필두로 폭행, 안전 사고, 다음이 자살이다.

하필 이 좋은 날에 자살이라니! 당직 의사도 믿기지 않는다. 하지만 즐거운 휴일이기에 자살을 생각하게 된다는 것 또한 사실이다. 남들에겐 즐거운 휴일이 자신에겐 상대적으로 따분하게 느껴지기 때문이다.

사람들은 산으로 들로 신나게 가는데 혼자 댕그라니 하숙방에 누워 천장만 바라보자니 따분하기 그지없다. 생각할수록 방구석에 죽치고 앉은 자신의 신세가 서글프고 가련하다.

휴일은 나들이 차량으로 도로마다 그득하고 TV는 단란한 가족, 연인끼리의 휴일 나들이 풍경을 정겹게 소개한다. 사실이지 연휴라도 되는 날이면 황금 연휴니 어쩌니 하면서 온 나라가 들뜬다. 요즘은 해외 여행까지 가세하니 그런저런 형편이 못 되는 사람 입장에서는 죽을 맛이다.

주머니 사정 때문에 갈 형편이 못 되는 사람도 있을 것이다. 움직이면 돈 드는 세상, 나가 궁상을 떠느니 처박혀 있는 편이 낫다는 자위이다. 그러기에 더 서글프고 서럽다.

마땅한 친구가 없는 사람도 있을 것이다. 혼자 나가 어슬렁거려봐야 청승맞은 생각만 들 것이다. 그리고 이런 날 혼자 나돌아다니는 녀석을 사람들은 또 어떤 눈으로 볼 것이며 뭐라 수군댈 것인가.

이것 저것 생각하니 집에 혼자 있는 쪽이 마음 편하다. 하지만 그도 간단치 않다. 가족들은 이런꼴로 처박혀 있는 나를 보고 뭐랄 것인가. 하숙집 주인은 또 얼마나 나를 무시할 것인가.

그래서 그는 충동적으로 집을 뛰쳐나왔다. 하지만 갈 데가 없다. 사람들이 흘끔흘끔 쳐다본다. 이건 아주 폐물이 된 기분이다. 버스 종점에서 내려 농약을 사 들고 산비탈 여관을 찾아간다.

휴일 우울증이다. 도시의 이 외톨이 심경이 이해가 되는지?

그래도 주중엔 일을 한답시고 괜찮다. 일에 쫓겨 뛰어다니다 보면 그런저런 생각이 들 여지가 없다. 일이 끝나면 피곤에 지쳐 곧바로 잠에 떨어지고, 이튿날은 허둥대며 직장으로 달려야 하고 …… 이래저래 또 하루가 간다.

문제는 휴일이다. 괜히 서럽고 고향 생각도 난다. 연휴에는 더 죽을 맛이다. 출근할 날이 기다려진다. 물론 굳이 일이 하고 싶어서는 아니다. 직장에 대한 사명감이 투철해서도 물론 아니다. 서글프고 우울한 휴일이 빨리 지났으면 하는 바람에서 하는 소리다.

이런 사람에게 해 주고 싶은 충고가 있다.

우선 휴일이면 모두들 어울려 신나게 놀아야 한다는 강박증에서 벗어나야 한다. 명절이라고 모두가 선물을 주고받고 즐거운 것만은 아니다. '신나게 놀아야 한다', '즐겁게 보내야 한다' — 이 강박증이 당신으로 하여금 휴일을 우울하게 만든다.

휴일은 이름 그대로 쉬는 날이다. 격무에 쫓기는 사람은 일부러 문을 걸어 잠그고 온종일 혼자 보낸다. 스트레스에 시달린 머리를 식히고 낮잠도 자고 혼자 뒹굴며 지낸다. 서글프다니? 얼마나 여유롭고 한가한 휴일이냐.

혼자 있어 느긋한가, 아니면 혼자라 서글픈가. 어느 쪽이냐는 그저 당신 마음이다. 휴일이 정신적 부담이 된다면 인생을 사는 자세에 큰 문제가 생겼다는 뜻이다. 혼자 해결이 안 되면 전문가를 찾아 상담해 보길 권한다.

쉬라는 뜻이다

뜨거운 사막의 건설 현장에서 휴가차 귀국한 그는 우울해지기 시작했다. 그렇게 기다려 온 휴가였기에 기대도 컸고 흥분도 됐다. 1년이 넘어서야 겨우 얻어낸 휴가다. 귀국 날짜가 가까워지면서 흥분에 들떠 며칠 잠을 이룰 수도 없었다.

한데 이게 웬일인가? 가족들과의 재회의 기쁨은 잠시뿐, 그는 모든 게 시들해졌다. 이제 곧 마이홈의 꿈이 이루어질 것이라는 아내의 귀엣말에도 전혀 느낌이 오지 않았다. 반가운 게 없었다. 그토록 먹고 싶던 된장찌게 맛도 별로였다.

본사에 들러 귀국 인사한 이후 외출도 하지 않았다. 그저 멍청하니 집에 틀어박혀 있었다. 쾌활했던 옛날의 모습은 찾아볼 수 없었다. 가족들에게 이끌려 병원에 온 것은 이 시점에서였다. 누가 봐도 그는 우울증에 시달리고 있음이 역력했다.

그러나 이건 병이 아니다. 휴식을 위한 정상적 우울증이다. 신체적으로나 정신적으로 극도로 지쳐있는 데서 오는 우울증이다.

장기간의 과로, 정신적 흥분이 지나치면 중추신경이 더 이상 기능할 여력이 없어진다. 이런 상황에선 우울증이 약이다. 집에 혼자 틀어박혀 있음으로써 재충전이 될 수 있기 때문이다. 보상적 의미의 휴식성 울증이다.

이런 현상은 청소년들에게도 흔히 있다. 며칠 신나게 밖으로 나돌아다니다가 어느날 갑자기 제 방에 틀어박혀 나오질 않는다. 괜히 투정이다. 가족들과 말도 하려 들지 않는다. 청소년의 변덕은 여름하늘 같다지만 어찌 이럴 수가? 영문을 모르는 부모로선 걱정이다. 어제까지 신나게 웃고 떠들던 애가 이 무슨 변고인가?

그러나 걱정할 것 없다. 그렇게 명랑하고 활동적인 애였기에 지금의 울증이 온 것이다. 싸돌아다니면서 너무나 많은 자극이 그의 중추를 흔들었고, 너무 흥분했었던 게 탈이라면 탈이다. 이제 그는 휴식이 필요한 것이다. 자극 과잉을 정리해 볼 필요성이 생긴 것이다.

며칠 사냥을 다녀온 원시인이 동굴에 처박혀 꼼짝 않고 누워만 지내는 것도 같은 이치다. 그의 울증은 지친 몸에 휴식을 주기 위함이다. 지친 상태로 그냥 나갔다간 맹수를 이겨낼 수 없다.

현대인에게도 이런 이치는 적용된다. 큰 프로젝트에 매달려 장기간의 격무, 과로 끝에 막상 일을 마쳤을 때 비슷한 증상이 온다. 만사가 귀찮고 잠만 잔다.

이걸 하느라 그 애를 썼나 하는 회의도 온다. 이건 단순한 과로가 아니다. 정신적 스트레스가 장기간 계속됨으로써 중추신경의 기능이 저하된 탓이다. 단순한 피로가 아니다.

세상이 회색으로 보이고 아무런 보람도 못 느낀다. 이건 울증 증상이다. 하지만 그건 휴식을 위한 건강한 울증이다. 쉬라는 뜻이다. 이젠 좀 쉬면서 재충전하라는 생리적 반응이다. 축복받은 울증이다.

샐러리맨이 휴일이면 세상이 귀찮다고 온종일 잠만 자는 현상도 똑같은 보상성 휴식용 울증 현상이다. 가족들은 함께 나들이라도 했으면 싶겠지만 한 주일 직장 일에 지친 몸은 그럴 기분이 아니다. 이 때문에 가족들이, 특히 아내가 불만을 품고 분란을 일으키기도 하지만 이 점 가족들이 잘 이해할 수 있어야 한다.

성공 울증

출세를 하고 성공을 했는데 울증이라니? 얼른 납득이 안 갈 것이다. 하지만 정신과 임상에는 가끔 이런 환자들이 찾아온다.

입사 후 오늘까지 열심히 뛰었다. 운도 좋아서 승진, 영전을 거듭했다. 입사 동기를 앞질러 30대 초반에 부장이 되었다. 그것도 대기업의 주력 회사에서 말이다. 이사, 중역은 따 놓은 당상이다. 앞길이 훤히 열려 있다.

한데 이게 웬일인가? 지위가 높아지면서 원인 모를 불안감이 슬슬 찾아들기 시작한 것이다. 어쩐지 불안하다. 빽을 써서 승진한 것으로 오해하지 않을까? 뇌물이나 갖다 바치는 아부꾼으로 보는 건 아닐까? 온갖 의구심이 다 든다. 아니, 누군가 내 자리를 노리고 있을지도 모른다. 괜히 아랫사람 눈치가 보인다. 직장이 두려워진다. 일할 맛이 안 난다.

나에겐 과분한 자리다. 부장님 호칭도 어색하다. 높아질수록 자리도 뒤로, 구석으로 밀려난다. 전 같으면 동료 직원과 상사 눈치봐가며 잡담하는 재미도 쏠쏠했다. 낄낄거리고 웃어대던 시절이 그립다. 퇴근 시간이면 대폿집에 어울려 가는 부하 직원들이 부럽다. 모이면 내 흉도 보겠지.

아무래도 여기가 내 자리는 아니다. 과분하다. 무슨 큰일이라도 일어날 것 같다. 성공했기에 불안하다. 우울하다. 일컬어 '성공 울증'이다.

안 당해 본 사람은 납득하기 어려운 이 성공 울증도 도대체 왜 오는 것일까? 증상 자체가 너무 설명적이어서 전문적인 해석이 필요치 않다.

지나친 겸손일 수도 있다. 자신을 지나치게 평가 절하함으로써 그 자리가 과분한 걸로 생각할 수도 있다. 인격적으로나 신앙심으로 인해 지나친 경쟁 의식에 노예가 된 자신을 자책한 탓일

수도 있다.

　너무 마음이 고와서 자기의 성공으로 다른 입사 동기생들이 희생당한 듯한 죄책감이 원일일 수도 있다. 아니면 너무 소심해 높은 자리를 감당할 위인이 처음부터 못 되는 경우도 있다.

　평사원 시절, 패거리를 지어 대폿집을 드나들던 시절이 그립다. 부장이 되고 보니 빈 사무실에 권위를 세운답시고 혼자 앉아 있어야 한다. 외롭기도 하고 재미도 없다.

　이유가 무엇이든 착한 사람임에 틀림없다. 한자리 했다고 교만을 부리거나 우쭐댈 위인이 아닌 것만은 확실하다. 요즈음 벼락감투 쓴 양반들이 성공 울증이라도 걸린다면 얼마나 좋을까? 불행히 이런 사람일수록 그 자리도 낮다고 생각하니 탈이다.

　성공 울증은 축하할 일이다. 성공도 물론이고 겸손한 양심 또한 축하받을 일이다. 문제는 이들이 성공을 두려워한 나머지 실패를 자초하는 위험이다. 영전을 굳이 마다하고 옛날 자리로 돌아가는 사람, 일처리를 잘 하던 사람이 일을 기피하기도 하고, 심할 경우 입원하는 수도 있다. 이게 문제다. 개인으로서나 회사 입장에서 불행이 아닐 수 없다.

　성공 울증의 또다른 문제점은 피해 의식이 심해 부하 직원을 못살게 구는 경우이다. 자기를 무시했느니 비웃었느니 별 시비를 다 걸어 달달 볶아댄다. 결국 부하들의 반발로 그 자리를 쫓겨난 사람도 보았다.

　성공 울증, 어디까지를 성공으로 보느냐에 따라 다를 것이다. 과장급에서 오는 사람도 있고 사장이 되어서야 올 수도 있다. 언제든 승진이나 영전이 우울증을 몰고오는 경우라면 자신을 되돌아보게 하는 계기로 생각해야 한다.

갱년기 울증

우울증 환자는 진단이 쉽다. 축 늘어진 어깨 하며 암울한 표정만 봐도 알 수 있다. 말수도 적고 몸도 마지못해 억지로 움직인다. 이 정도면 진단은 확정적이다. 전문가의 의견을 물어볼 필요도 없다.

한데 우울 증상이 다 이런 건 아니다. 불안과 초조에 쫓겨 잠시를 앉아 있지 못하는 유형도 있다. 계속 전화하고, 사람 만나고, 이 일 저 일 계획한다. 그러나 마음만 급해 손만 댔지 끝내지도 못하고 다음 일로 옮겨간다. 말수도 많고 활동량도 증가한다.

모든 활동이 침체된 보통의 우울증과는 전혀 반대 증상이다. 따라서 이런 특수한 형태의 울증은 오진하기 쉽다. 얼른 보면 불안증이나, 혹은 활동이 많은 조증 상태 같다. 그러나 면밀히 관찰해 보면 이들도 역시 우울증임에 틀림없다.

우선 그렇게 서둘지 않으면 안 되는 이유에서부터 다르다. 살날이 얼마 남지 않았다는 거다. 죽기 전에 이 일을 다 마쳐야 한다. 잠도 자지 않고 밥 먹을 시간조차 없단다. 얼마나 서둘러대는지 오늘로써 그만 살기로 작정한 사람처럼 부산을 떤다. 옆사람까지 덩달아 불안하게 만든다. 하루, 아니 한 시간이 그에겐 아쉽다. 왜 진작 좀 서두르지 못했나. 지난 날을 후회한다. 아무것도 해 놓은 게 없다. 이대로 죽을 순 없다. 지금부터 해야 한다. 하루가 늦기 전에 해야 한다. 서둘러야 한다.

이게 그의 병이다. 서두르다 보니 초조해질 수밖에 없다. 초조성 울증이란 진단이 유래한 까닭이 여기 있다.

울증의 내용 그대로 이것은 50대 이후에 발병하는 게 특징이다. 갱년기 울증이 그 대표적인 예다. 이제 인생의 전환점이다.

장년도 지나 이젠 늙어간다. 직장에서도 뒷전으로 밀려난다. 쫓겨 날지도 모른다. 슬슬 눈치가 보인다. 실력 면에서도 젊은 사원들에게 달린다. 얼굴엔 주름투성이, 힘도 그전 같지 않다.

늙어간다는 사실이 두렵다. 불안하다. 늙기 전에 뭔가를 해야 할텐데 ……. 갑자기 하고 싶은 일이 많아진다. 하지만 마음뿐 몸이 따르지 못한다. 현실적 여건이 당장 바뀐 것도 아니다. 그러나 무엇엔가 쫓겨 사는 것 같은 초조감에 싸인다.

갱년기 울증의 전형적 증상이다. 막상 은퇴를 하면 그의 초조는 본격적으로 심각해진다. 은퇴 울증의 특징 역시 초조한 것이 주증상이다.

노인성 울증도 같은 맥락이다. 실제로 살 날이 얼마 남지 않은 것도 사실이다. 하지만 이런 사실을 과장해서 받아들이는 데 문제가 있다.

이들 말대로 당장 내일 세상이 끝나는 것도 아니다. 아무것도 해놓은 일이 없다지만 그것도 사실은 아니다. 지나친 겸손일 뿐 실제로 많은 일을 해 놓지 않았느냐? 자식도 잘 키우고 직장에는 헌신적이었고, 많은 친구를 사귀고 ……. 헤아리자면 끝이 없다. 하지만 아무 것도 한 게 없다고 믿는 것이 이들의 심리적 특징이다.

열심히 사는 건 좋다. 하지만 그것이 허망한 인생을 살았다는 자책감에 쫓겨서라면 안 된다.

당신 인생이 비록 풍작은 아니라 하더라도 주어진 여건에선 최선을 다한 삶이 아니었던가. 열심히 살되 쫓기지는 말자.

그날이 오면

찬 서리 내리고 뜰 앞에 국화 향이 짙어지면 마음이 무거워진다. 바쁜 일과중에도 문득 가슴을 짓누르는 엄숙한 기분에 휩싸인다. 적막하고 우울하다. 어찌 된 까닭일까?

아, 이제야 생각이 난다. 아버지 제삿날이 가까워오고 있는 것

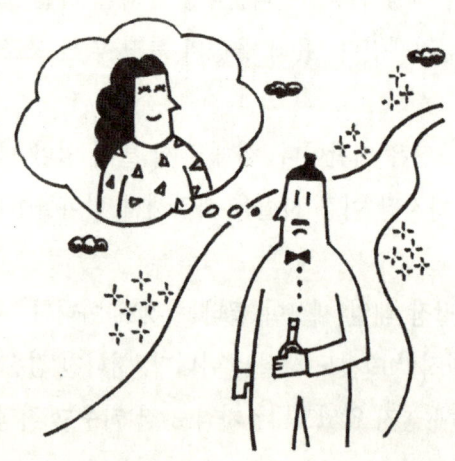

이다. 벌써 한 해가 가고 또 그날이 다가온다. 이건 그의 계절병 때문이 아니라 해마다 제삿날이 오면 누구나 이런 무거운 기분에 젖어드는 게 보통이다. 굳이 돌아가신 아버지 생각이 나서만은 아니다. 바쁜 생활에 쫓기다 보면 그런저런 생각이 날 여유도 없다. 다만 찬바람이 불면 문득 건넌방 아버지 해소 기침 소리가 연상이 되는 무의식이 작용하기 때문이다. 살아 계실 제 오랜 세월 찬바람과 기침 소리는 거의 조건반사처럼 연상이 되어 왔었다. 그런 연상 작용은 오랜 세월 잠재의식 깊숙이 자리잡혀 날씨만 차가워도 마음을 무겁게 한다.

교통 사고를 입은 환자도 해마다 사고 날이 가까우면 허리가 더 결리고 온몸이 다시 쑤시고 아파온다.

실연의 상처도 마찬가지다.

40대의 이 남자는 지난 몇 년 간 봄이면 울증에 시달려야 했다. 봄을 타서 그러려니 생각해 왔다. 별다른 치료 없이도 그럭저럭 봄을 넘기면 다시 옛날처럼 원기를 회복하곤 했었다. 한데 이번은 그게 아니었다. 직장을 쉴 정도로까지 심각하게 되었던 것이다. 모든 면에서 의욕을 잃었다. 자살에의 유혹이 계속 그를 괴롭혔다.

그와의 분석적 면담에서 이건 계절 병이 아니라는 걸 알았다. 그렇다고 단순한 울증도 아니었다.

문제는 10여년도 지난 실연의 아픔이 재발하는 증상이었다. 오랜 세월이 흘러도 그녀와 헤어졌던 그날, 개나리가 피기 시작하면 온세상이 허전해진다. 모든 걸 잊고 잘 지내던 사람이었다.

지금의 아내와도 행복한 생활을 하고 있다. 그 여자를 잊은 지도 이미 오래다. 사랑도 그리움도 다 식어 버렸다. 하지만 그건 의식적인 차원일 뿐, 잠재의식 속엔 아직도 그 실연의 아픔이 가시지 않고 있었던 것이다.

그 상황을 합리화하기 시작했다. 그리고 지금의 아내를 만날 수 있었던 것도 행운이다. 그 여자보다 어느 면으로 보나 몇 배 낫다(실제로는 안 그래도 상관 없다. 아니 아내가 못하다고 생각할수록 더욱 그 여자가 형편 없는 걸로 믿어야 한다.)

그의 이런 합리화가 완벽하게 성립되면서 그는 차츰 실연의 아픔에서 해방될 수 있었다. 그래서 모든 건 끝났다고 생각했다. 하지만 그건 의식적인 차원에서였고 잠재의식 속엔 아직도 그 여인에 대한 그리움이 가득한 것이다. 그리고 분노와 함께 상한 자존심까지.

이 응어리가 봄이면 다시 고개를 들기 시작한다. 개나리숲 앞에서 헤어졌던 그날의 상처가 해마다 그때가 되면 그를 우울하게 만들고 있는 것이다.

누구에게나 있을 수 있는 마음의 상처다. 그러한 아픔과 슬픔과 회한들이 뒤섞인 속에서 인생은 성숙되어 간다. 그런 응어리들이 오랜 풍상을 겪으며 삭아내려 우리가 성숙하는 데 밑거름이 되는 것이다.

울증을 앓으면 누구나 철학자가 된다. 인생의 바닥을 헤매며 앓아야 했던 그 대가는 참으로 값진 것이다.

반 컵의 물

우울하니까 생각이 부정적인 쪽으로 되는 것이냐, 아니면 부정적인 생각을 하니까 우울하게 되는 것이냐? 즉 기분이 먼저냐, 생각이 먼저냐 하는 물음이다.

앞장에서도 논의했지만 우울증을 생각할 적마다 이 물음은 묻고 또 묻지 않을 수 없게 된다.

학자마다 의견이 다르다. 학자에 따라서는 그런 질문 자체가 성립되지 않는 것이라는 의견도 있다. 사람 마음을 어떻게 감정과 생각을 따로 분리해서 논할 수 있느냐는 것이다. 어느 것이 먼저라기보다 감정이나 생각은 처음부터 통합된 하나라는 것이다.

하긴 사람 마음을 따로 조각을 내어 생각한다는 자체가 잘못인지도 모른다. 그러나 실제 정신과 임상에서나 실험 정신학에선 이 양자는 엄연히 구별되는 것 또한 부인할 수 없다.

정신 질환에 따라서는 일차적으로 감정 장애가 먼저 오고 거기 부수되어 사고 장애가 오는 경우가 있다. 조울증이 그 대표적인 예다. 또 사고 장애만을 주증으로 하는 경우가 있는가 하면 사고와 감정에 동시에 장애가 오는 정신 분열증 같은 경우도 있다.

실제 치료적인 면에서도 일차적인 장애가 감정이냐 사고냐에 따라 쓰는 약도 다르다. 그러므로 임상에서는 이 양자를 구분해서 생각하는 경향이 지배적인 건 사실이다.

그렇다면 우울증은 이름 그대로 우울한 기분이 주된 장애가 아니냐는 생각이 든다. 실제로 우울증에 쓰는 항울제는 중추신경의 아민계통의 물질을 증가시켜 줌으로써 치료 효과가 나타난다.

이 과정에서 일어나는 복잡한 생화학적 기전은 대체로 우울한 감정자체를 교정하는 데 기여하는 걸로 알려지고 있다. 그러나 항울제 투여가 우울증 치료의 전부는 아니다. 그것은 단지 보조적인 의미일 뿐 근본적으로는 환자의 마음을 치료해야 함은 물론이다. 그렇다면 환자의 마음 어디에 초점을 맞출 것인가?

우선 우울한 기분 그 자체는 정신 치료 대상이 아니라는 점이다. 우울할 때는 누가 뭐래도 우울하기 때문이다. 의식적인 노력으로 기분이 바뀌는 것은 아니다. 감정은 우리 의지로 조절되는 것이 아니기 때문이다. 따라서 정신 치료의 초점은 자연히 환자의 생각에 맞춰질 수밖에 없다. 우울한 감정 자체야 어쩔 수 없지만 생각은 마음먹기 따라 달라질 수도 있기 때문이다. 이건 참으로 다행한 일이다. 생각을 달리함으로써 우울증 치료가 된다니 말이다. 해서 정신 치료를 하는 입장에서는 우울증의 일차적인 장애는 곧 사고 영역에 있는 것으로 간주한다.

따라서 부정적인 생각을 긍정적인 쪽으로 생각할 수 있게 도와준다면 우울증이 성공적으로 치료된다는 이론이다.

'생각하는 우울증'이란 말도 여기서 비롯된다. 세상은 보기에 따라 엄청나게 달라진다. 반 컵의 물은 반은 비었고 반은 차 있다는 뜻이다. 이걸 어느 쪽으로 보느냐에 따라 당신의 느낌은 달라질 것이다. 한 눈을 실명한 사람이라면 두 눈 다 잃고 전혀 앞을 못 보는 이가 있다는 것도 생각할 수 있어야 한다.

사물을 어떤 눈으로 보고, 어떻게 생각하느냐에 따라 기분이 결정된다. 기분이야 어쩔 수 없지만 생각은 바꿀 수 있기 때문이다. 그건 자신의 의지로, 당신의 결심으로 될 수 있는 일이다. 밝은 쪽으로 생각하자.

스마일 울증

자살! 아니 그 사람이? 어젯밤에도 우리와 즐겁게 식사를 하고 헤어졌는데 …….

누구도 믿지 못한다. 아무리 생각해도 그 얼굴 어디에서도 우수의 그림자라곤 찾아 볼 수 없었는데 ……. 사람들은 놀란다. 가까운 측근은 물론이고 가족들도 마찬가지다. 고민이나 갈등이 없는 건 아니였지만 그래도 잘 견뎌내는 줄 알았다. 항상 얼굴엔 화사한 웃음을 머금고 있었기 때문이다. 사람도 만나고 손님 접대도 잘했다. 어디 하나 흠잡을 데 없이 완벽하게 잘해냈다. 예의도 바르고 사교적이었다.

그의 조용한 웃음은 동양 미인의 전형이라고들 부러워하기까지 했다. 하지만 누구도 그 웃음이 가장인 줄은 눈치채지 못했다. 자연스러운 것이 아니고 의식적인 연출이었다. 그리고 좀더 자세히 보면 그 웃음 뒤엔 우수의 그림자가 깃들여 있다. 더구나 혼자 있을 때의 그는 비참했다.

오랫동안 그는 울증에 시달리고 있었다. 그러나 아무도 누구에게도 알리고 싶지 않았다. 자존심이 상해서도 그럴 수 없었다.

사람을 만나면 자신의 불행을 감추기 위해 일부러 더 웃었다.

연기도 해야 했고 화려한 의상으로 연출도 해야 했다. 해서 사람들은 감쪽같이 속았다. 자존심도 강했고 책임감도 강했다. 찾아오는 손님에게 제 신세타령으로 정신적 부담을 주고 싶진 않았다.

가사일에서 손님맞이까지 그는 완벽하게 해냈다. 한점 흐트러짐이 없었다. 속으로 울면서 겉으론 웃었다. 그런 의식적 노력이 그를 더 피곤하게 만들었다. 그래도 그는 버틸 때까지 버텨왔다. 누구의 도움도 청하지 않고 혼자 앓았다. 자신의 사회적 신분을 생각해서도 알릴 순 없었다.

정신과는 물론 친구를 찾아 의논하지도 않았다. 얼마나 사람들이 실망하랴. 가족에게도 실망을 안겨 주고 싶지 않았다. 누구에게도 걱정을 끼치고 싶지 않았다. 자기 문제는 자기 스스로 해결해야 한다고 믿고 있었다. 거기엔 그의 강한 자존심도 작용했지만 누구도 내 문제를 해결할 수 없다는 자기 독선, 허영심도 작용하고 있었다.

그는 혼자 싸웠다. 처절한 싸움이었다. 사람을 만나 웃고 혼자 울어야 했던 나날이었다. 하지만 끝내 그는 지쳤다. 더 이상 버틸 수 없었다. 자살밖엔 더 길이 없었던 것이다.

이게 스마일 울증의 전형적인 예다. 우울하면서도 웃어야 하는 이중의 부담이 더욱 그를 지치게 만드는 것이다.

위 세척을 받고 정신이 들었지만 아직도 힘은 없었다. 자신의 지나온 이야기를 하면서 그제야 그는 마음놓고 울었다. 남 앞에서 울어 보기가 처음이라고 말했다. 털어놓고 나니 마음이 한결 후련하다고 했다. 별것도 아닌 걸 무슨 큰 비밀인 양 혼자 움켜잡고 끙끙거려야 했던지 이제 생각하니 우습기까지 하다면서 정말 웃었다.

객관적으로는 별스런 일이 아니었다. 하지만 자존심이 센 사람에겐 그 별스럽지 않은 상처가 계속 마음에 걸려 괴롭게 느껴진다. 혼자 삭이자니 오히려 상처가 점점 커져 나중엔 진짜 큰일로 확대 비약되어 가는 것이다.

이것이 울증환자들의 특징이다. 일단 이러한 일련의 생각에 걸려들면 점점 크게 확대되어 나중엔 걷잡을 수 없는 지경으로 빠져 결국 자살이라는 막다른 골목까지 이르게 된다.

이제 모든 걸 털어놓고 나니 그것만으로도 큰 짐을 내려 놓은 기분이다. 실컷 울고 나니 기분도 한결 후련하다.

누구나 우울할 수 있다. 죄도 아니다. 우울하면 울 수도 있어야 한다. 웃는 것만이 사교는 아니다. 진실한 인간관계란 자신의 느낌을 솔직히 표현하고 이를 함께 나눠 갖는 일이다. 스마일 울증이 아니고 크라이(Cry) 울증이어야 한다.

만성 자살

해소 기침을 쿨룩거리면서 줄담배를 피는 사람을 보노라면 측은한 생각이 든다. 간이 나쁘다는 진단을 받고도 술을 못 끊는 사람, 체중이 늘어 혈압이 오르고 숨을 헐떡거리면서도 운동은 못하겠다는 억지도 있다.

　의지력이 약하다는 사람도 있고, 자제력이 부족하다는 변명도 한다. 하지만 이러한 사람의 정확한 진단은 만성 자살병이다. 물론 의식적으로 죽겠다고 그러는 사람이야 없다. 자살이란 건 생각도 못해본 일이다. 그렇긴 하지만, 이대로 가다간 어떻게 될지 번연히 알면서도 계속 그런다는 건 죽음을 재촉하는 일로밖에 달리 볼 수가 없지 않은가. 죽기로 결심한 사람 아니고야 어찌 그럴 수 있느냐 말이다. 환자가 뭐라 변명해도 정신 역동적 의미는 만성 자살이다.

　당뇨병에 당분은 금물이다. 그런 줄 알면서 '까짓, 한잔이야 어떠려고' 아니면 '에라, 모르겠다. 안 먹고 죽느니 먹고 죽는 편이 …….'

　이건 자살 선언이다. 자포자기에서 하는 소리다. 사소한 일로 화가 난다고 단식 투쟁을 감행, 드디어 저혈당으로 쓰러져 혼수 상태에서 응급실로 실려 오는 환자도 있다. 그대로 두면 정말 죽는다. 응급 처치로 생명을 건져 놓고 나면 의사로서도 어이없는 생각이 든다.

　당뇨병 환자가 며칠을 굶으면 어떻게 된다는 것쯤 환자인 자신이 더 잘 안다. 이런 무리와 무절제 속에 병은 낫기는 커녕 악화일로다.

　이런 사람일수록 작은 일에도 쉬 좌절하고 실의에 빠진다. 아내와 다투고 난 후에도 보란 듯이 술 담배에 빠진다. 아내에게 죄책감을 불러 일으키려는 심리전이다. 그렇게 함으로써 항복을 받고 사과를 받겠다는 배짱이다. 하지만 그러는 사이 자기 생명이 서서히 가고 있다는 사실을 잊어선 안 된다. 싸우는 방법도 가지가지라고는 하지만 자기 생명을 갉아먹는 자살 전법을 쓸 수야 없지 않은가.

천재들의 불행했던 생애를 훑어보면 그 바닥엔 이와 같은 만성 자살병의 증후가 진하게 깔려 있는 걸 알 수 있다.

슈만도 그 대표적인 사람 중의 하나이다. 6세부터 음악에 자질을 보이기 시작한 그는 12세에 작곡 발표회를 가진 천재였다.

부모의 반대에도 불구하고 피아니스트의 꿈을 키워가던 그는 사소한 사고로 손가락 하나가 마비된다. 크게 실망하지만 대신 작곡에 몰두함으로써 그의 정신적 상처는 치료되는 듯했다. 하지만 클라라와의 실연 후 그의 생활은 황폐되기 시작한다. 음주, 방탕, 옹고집으로 신경쇠약, 불면증에 시달렸다. 하지만 그는 요양을 거부했다.

끝내는 인격적으로 완전 폐인이 되어 바보, 치매 상태에서 정신병원 창살에 기댄 채 짧은 인생을 마쳤다. 그는 만성 자살병에 시달리고 있었던 것이다.

몸에 해롭다는 걸 계속하는 사람이나, 이로운 걸 못해내는 사람이라면 한번쯤 자기 정서 상태를 점검해 볼 일이다. 행여 만성 우울증에 빠져 무의식적인 만성 자살병의 경과중에 있지나 않은지 곰곰 생각해 볼 일이다.

홧병의 정체

우리 민간에선 예부터 홧병이란 개념이 널리 쓰여왔다. 그래서인지 홧병 환자라고 믿는 사람이 상당히 많다. 억울한 사연, 한 맺힌 설움, 응어리진 일 등 울화가 치밀지만 억누르고 살다보니 어느덧 홧병이 되었다는 것이다.

억울한 일을 당하면 처음 얼마 동안은 잠도 안온다. 불안, 초조, 원한에 이빨을 가는 등 전형적인 불안 증세가 시작된다. 그러기를 얼마간 하노라면 차츰 체념하기 시작한다. 팔자 탓으로 돌리기도 한다. 하지만 풀리지 않은 그 응어리가 차츰 신체적 증상으로 옮겨간다. 말로 표현하는 대신 몸으로 하는 것이다.

이러한 질병 개념은 서양의 정신분석학이 아직 백년도 채 안 된 점을 감안한다면 우리 조상들의 정신의학적 식견이 탁월했다는 것을 시사해 준다. 정신적 원인이 해소되지 않음으로 해서 급기야는 정신 질환으로 이행하는 경우다.

이 단계에 오면 환자는 일견해서 우울증에 젖어 있다. 생기도 없고 살맛도 잃었다. 그저 살아가는 것이다. 가슴이 막히고 답답하며 명치 끝이 아프다. 소화도 안 되고 변비도 온다. 온몸이 지근지근 아프기도 하고 한숨이 깊다.

큰 병에나 걸린 게 아닌가 하고 종합 검진을 해 봐도 별 이상이 발견되지 않는다. 하지만 그렇다고 병이 없는 건 아니다. 속병, 골병이 든지 이미 오래다. 즉 홧병의 초기는 불안증으로 시작하여 세월이 가면서 차츰 울증으로 바뀌어 간다.

이게 홧병의 정체다. 화가 치밀어도 풀 길이 없어, 억누르고 참다보니 이게 속으로 들어가 속앓이를 하게 된다는 민간 의학 개념이다.

이것은 현대 정신 의학에서도 신경증의 형성 기전이 억압에서 온다고 보는 걸 상기할 때 잘 부합되는 과학적 설명이다.

우리 나라에선 표현보다 억압을 미덕으로 알아왔기 때문에 홧병이 서구보다 많은 게 아닌가 생각된다. 실제로 서양 의학에선 홧병이라는 진단명은 없으며, 최근에 이르러 이게 한국 문화권 특유의 증상군이 아닌가 하는 논의도 일게 되었으며 급기야는 미국정신의학 진단기준에 그렇게 기술되어 왔다. 억압이 강조되는 여자에게서 남자보다 발병률이 높다는 것도 이해가 갈 것이다.

억압된 화가 원인이라면 화풀이를 시원히 하면 나을 게 아니냐는 생각도 들 것이다. 화풀이를 하고 나면 일시적으로 후련한 건 사실이다. 이건 누구나 경험하는 일이다. 하지만 그건 잠시뿐, 조금만 지나 냉정한 이성을 되찾으면 괜히 했다 싶은 후회도 생겨 새로운 고민으로 앓게 된다.

치료를 위해선 신체 증상에 따른 적절한 의학적 처치도 필요하지만 보다 중요한 건 그 응어리를 잘 다스릴 줄 아는 슬기가 필요하다. 직격탄을 퍼부어 풀려다 보면 현실적 여건상 부작용이 더 클 때가 많다. 따라서 이를 간접적인 방법으로, 또는 이성적인 대화를 통해 풀어야 한다. 그도저도 어렵다면 인생이라는 큰 명제를 두고 좀더 철학적 조명을 할 필요도 있다. 종교에 귀의하는 것도 좋다.

다만 홧병이 화풀이하는 것으로 낫는다는 생각만은 금물이다. 화가 나는 것보다 화를 내는 그 자체가 더 해롭다. 성내는 동안의 행동거지를 보면 이해될 것이다.

성은 낼수록 더 난다. 증폭 작용을 일으키기 때문이다. 혈압도 오른다. 그러다 심장마비로 죽은 사람도 적지 않다. 폭발이 아니고 이성적인 대화로 풀어야 한다.

숨겨둔 울증

현대인에게 심각한 만성피로나 우울증은 그 원인 규명이 쉽지 않다는 데 문제가 있다. 자질구레한 일상사의 걱정거리들이 쌓여 만성 우울증에 빠지기도 하므로 어느 한 가지로 꼬집어 말할 수 없는 경우도 있다. 엉뚱하게도 아내에 대한 의식, 무의식적인 불만의 항의 표시로 밥맛을 잃어버리는 남편도 있다.

생활리듬에 변조가 왔을 때도 식욕은 떨어진다. 밤잠을 설치면 아침 밥맛이 없는 경우 등이다. 습관적으로 커피나 드링크류 등을 상용하는 사람들도 만성적인 중추 흥분 작용으로 인해 배고픈 줄 모른다. 그래도 이런 경우라면 곰곰이 따져 그 원인을 찾는 게 전혀 불가능하진 않다. 그러나 환자 스스로 좀처럼 까닭을 찾을 수 없는 은폐성 울증인 경우가 가장 문제다. 실제 임상에선 이런 환자들이 가장 많다.

이 울증은 환자의 뚜렷한 자각 증상이 없는 게 특징이다. 생활 주변에 우울할 만한 이유가 없기 때문이다. 그러나 그건 환자가 의식하지 못해서 그렇지 사실은 정신적 요인들이 복합적으로 작용하고 있다. 환자 스스로 크게 우울할 만한 이유가 안 된다고 여기는 일도 있고, 때론 아예 까맣게 잊어버린 일들도 있다. 하지만 이런 작은 일들이 잠재의식 속에 쌓이면서 자기도 모르는 사이 중추신경 기능이 우울증으로 빠져 들어간다. 따라서 환자 자신은 우울하다고 느끼지 못하므로 '은폐성 울증'이란 이름이 붙었다.

은폐성 울증에서 오는 식욕 감퇴는 여느 울증에서처럼 주증상이 되며, 2차적 증상으로 체중 감소가 따른다. 멍하니 정신 잃은 사람처럼 앉아 있기도 하고 자신도 모르게 한숨이 잘 나온다.

특히 새벽잠이 없는 게 아주 두드러진 증상이다. 아침에 억지로 일어나 봐야 온몸이 찌뿌드드한 게 도대체 기력이 나질 않는다. 그래도 움직이다 보면 차차 정오가 되면서 겨우 힘이 생긴다.

밥맛도 없으니 의욕도 떨어지고 모든 행동도 느려진다. 변비가 심한 것도 특징이다. 적게 먹고 운동량이 적으니 변비가 더 심해지는 악순환이 계속된다.

이런 사람에게 제일 좋은 치료는 운동이다. 선진국에선 이런 환자들을 위해 '달리기 치료법'이 상당한 효과가 있는 걸로 보고되고 있다. 신체에 적당한 자극을 줌으로써 이것이 중추에 전달되어 저하된 신경 기능을 자극하여 울증으로부터 해방된다는 게 치료 기전이다.

억지로라도 아침 일찍 일어나 샤워라도 하면 피부의 각성 세포가 자극되고 산뜻한 기분으로 운동할 생각도 난다. 운동할 힘이 없다지만 힘이 없는 게 아니고 기분이 안 나는 것이다.
웅크리고 있지 말고 달려라, 달려!

제5장
불면증인가, 불만증인가

제5장 불면증인가, 불만증인가

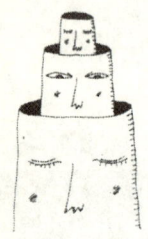
잠이 안 온다고 다 불면증은 아니다. 그걸 괴로워할 때 비로소 문제가 된다.
안 오는 잠을 억지로라도 자야 된다고 하는 그 강박증이
곧 불면증이다. 잠이 안 온다고 왜 괴로운가.
당신의 인생을 사는 자세에 문제가 있기 때문이다.

왜 자야 하나

잠은 쌓인 피로를 회복하기 위한 것이다. 피로하지 않으면 자야 할 이유도 없고 따라서 잠은 안 온다.
정신적으로 그리고 신체적으로 완전히 지쳐 있을 때, 비로소 잠이라는 현상이 온다. 즉, 몸과 마음이 다 함께 피곤해야 잠이 오게 돼 있다. 어느 한 쪽만으로는 오지 않는다. 잠이 안 온다고 불만인 사람은 대개의 경우, 어느 한 쪽만이 피곤한 피로의 불균형이 원인이다.
도시 샐러리맨의 불면증은 정신적 피로만 쌓인 대표적인 경우이다. 온종일 사무실에서 정신적 스트레스에 시달린 나머지 퇴근길엔 아주 그로기 상태다. 피곤하고 졸립다. 하지만 누워봐도 잠

이 안 온다. 졸리워 눈이 따가울 지경인데도 잠은 안 온다. 숫자를 헤아려 본다. 그러다 밤을 홀딱 샌 사람도 있다. 음악을 들어도, 책을 읽어도 점점 거기에 몰입하게 될 뿐, 잠은 멀리 달아난다. 띵하니 머리가 아프고 여전히 졸립긴 한데 꼬박 잠이 없다.

이런 방법으로는 안 된다. 불면증의 원인 진단이 잘못 되었기 때문이다. 피곤한 건 마음뿐, 아직 몸은 싱싱하다. 정신적 피로일 뿐, 신체적으론 피곤하지 않다. 몸에 아직 더 뛸 힘이 남아 있는데 잠이 올 리가 없는 것이다.

잠이 안 와 이리저리 몸을 뒤척이는 것도 아직 힘이 남아 있다는 증거다. 힘은 없다지만 정신적으로 그렇게 느낄 뿐이지, 실제로 힘이 없는 건 아니다. 이웃에 불이라도 나 보라. 제일 먼저 달아날 수 있는 사람이다.

진단은 간단하다. 운동부족이다. 운동을 하여 신체적인 피로도 함께 와야 잠이 오게 된다. 자려고 뒤척이지 말고 일어나 산책이라도 하는 편이 효과적이다. 단, 취침전의 격렬한 운동은 삼가야 한다. 교감신경을 흥분시켜 잠을 쫓기 때문이다. 그러나 섹스는 좋은 운동이요, 건강한 수면제다.

반대 경우도 있다. 몸은 피곤한데 정신적 흥분으로 인해 잠이 안 오는 경우다. 여행이 대표적이다. 온종일 여기저기 관광하느라 다리는 천근이요 온몸이 뻐근하다. 피곤에 지쳐 잠을 청하지만 웬걸, 정신이 말똥한 게 잠이 안 온다.

몸은 지쳐 있지만 마음은 아직 여행의 흥분에 들떠 있기 때문이다. 누워도 잠은 안 오고, '대포나 한 잔 할까' 괜히 옆방을 기웃거리게 된다. 하지만 이런 경우는 돌아다니지 말고 조용히 흥분을 가라앉혀야 한다.

이럴 땐 숫자를 세는 게 도움이 된다. 음악을 듣거나 골치 아픈 책을 읽는 것도 물론 좋다. 여행에 들뜬 흥분을 가라앉힘으로써 잠을 유도할 수 있기 때문이다.

불면증의 원인은 이외에도 많다. 정확한 원인 진단이 되어야 거기에 따른 적절한 치료를 강구할 수 있다.

수면은 과학이다. 어림짐작으로 남이 좋다니까 나도 하는 식은 안 된다. 어떤 경우이든, 정신과 신체의 피로가 균형있게 될 때, 비로소 건강한 수면 현상이 온다는 걸 잊어선 안 된다.

얼마나 자야 하나

팔순, 구순의 쟁쟁한 명사들에게 건강의 비결이 무어냐고 물으면 소식과 충분한 휴식, 그리고 잠이라고들 대답한다.

그러나 오해 마라. 이건 많이 잔다는 뜻과는 그 의미가 아주 다르다. 깊이 잔다는 뜻이지 양적으로 많다는 뜻은 아니다.

결론부터 말하면 너무 많이 자면 오히려 건강에 해롭다. 인생의 질은 뒷전으로 하고라도 말이다. 하긴 잠이 취미라는 사람도 없진 않다. 하지만 그것도 피곤할 때 잠깐의 잠이지 아예 자는 게 소원이란 뜻은 아닐 게다. 하고픈 일, 해야 할 일이 이렇게도 많은데 잠으로 이 소중한 시간을 보낸대서야 말이 되나.

낮잠도 책상에 엎드린 채 자는 새우잠이라야 기분이 산뜻하지 아주 정식으로 요를 깔고 실컷 자 보라. 깨고 난 뒤엔 온몸이 쑤시고 아픈 게 마치 몸살이라도 앓고 난 기분이다.

잠은 잘수록 더 자게 된다지만 이건 정상이 아니다. 녹초가 되어 계속 자게 되는 일종의 수면 중독증이다. 이런 현상은 일정한 주기에 따라 고저가 있는 생체 리듬에 난조가 온 결과이다.

사람은 성격이나 습관, 체질이나 직업에 따라 많이 자고 적게 자는 차이가 있다. 8시간을 기준으로 해서 약 90분을 더 자고 덜 자고 한다. 그러나 이 두 사람의 수면의 질은 아주 다르다. 많이 자는 사람일수록 수면의 깊이가 얕아서 질은 불량품이다. 특히 이들의 새벽잠 2~3시간은 자지 않아도 그만인 소위 '장식용 수면'이다.

거기에 반해 적게 자는 사람은 잠이 들기까지의 시간도 짧다. 누우면 코를 고는 깊은 수면으로 곧장 들어가기 때문에 양질의 깊은 수면이 상대적으로 많아진다. 즉, 꼭 필요한 잠만 잔다. 있으나마나한 장식용이 아니고 꼭 있어야 하는 '의무적 수면'이다.

아무리 적게 자도 이 정도는 자야 생리적으로 지장이 없는 시간은 얼마쯤일까. 습관이 되면 5시간 반에서 6시간이면 충분한 걸로 보고되고 있다. 실제로 이 정도밖에 안 자는 정력가는 주위에도 흔하다.

두 사람의 수면은 3시간 차이지만 신체에 미치는 영향은 생리적으로 큰 차이가 없다. 그러나 그 차이가 이들 인생에 주는 의미는 엄청난 것이다. 하루 3시간을 더 뛸 수 있다는 단순 계산만으로도 일의 성취도에서 엄청난 차이가 생긴다.

그뿐만 아니다. 새벽 일찍 일어나기 때문에 정신적·신체적 컨디션이 오전중 최고의 능률을 올릴 수 있다는 데 더 큰 의미가 있다. 예능계를 제외한 세계 장수 명사들의 90%가 잠을 짧게 잔다는 사실을 상기해 보라.

잠은 짧게, 자주 자는 게 생리적이요, 이상적이다. 우린 서구인에 비해 평균 30분을 더 잔다. 수면의 길이와 국력과는 상관관계에 있다는 사실도 주목할 가치가 있다. 습관이겠지만 평균적인 한국인이라면 7시간을 자면 충분하다. 그보다 더 줄이려면 짧은 잠으로 보충하면 된다.

한 연구에 의하면 활동량이 많지 않은 사람인 경우 3~4시간의 수면으로도 충분하다고 한다.

잠 욕심은 건강에도 안 좋거니와 그만큼 인생도 잃어버린다. 욕심도 이것에만은 금물이다. 잠을 줄여라. 줄인 잠만큼 국력에도 보탬이 된다. 그리고 개인에겐 성공과 영예를 가져다 준다.

여름잠 겨울잠

사계가 분명한 우리 나라에서는 철따라 의식주 형태에도 뚜렷한 변화가 일어난다. 그런 만큼 우리 신체도 철에 맞게 여러가지 적응변화가 일어나야 하고, 수면 역시 예외가 아니다. 밤낮의 길이가 적당해서 봄, 가을은 수면시간도 알맞다. 춥지도 덥지도 않아서 환경이 좋으니 수면의 질도 아주 좋다. 문제는 여름과 겨울이다.

　여름밤은 하도 짧아서 어물쩡하다 보면 자정을 넘기기 일쑤다. 수면 시간의 절대량이 부족해질 수밖에 없다. 더구나 더위에 지쳐 잠이 깊이 들지 않는다. 낮은 길어 활동량도 많고 피로도 가중되므로 상대적으로 잠이 더 필요한 계절인데도 불행히 여름밤은 이를 보상하기는커녕, 너무 짧아서 더욱 악화시킨다.

　창문을 열어 놓고 자야 하기 때문에 수면의 중요 조건인 적당한 어둠과 고요가 보장되지 않는다. 가로등 불빛, 빌딩의 네온사인이 바로 눈에 들어온다. 거기다 자동차 소리까지 겹친다. 이건 가히 전쟁이다. 새벽녘에야 겨우 잠이 들면 이번엔 부지런한 장삿꾼의 외침에 또 시달려야 한다.

　이런 게 우리의 여름 밤이요 여름 잠이다. 양에서 부족하고 질에서 부실하다. 그래서 우리 조상은 밭에서 일하다가도 나무 그늘에서 낮잠을 즐겼다. 이로써 부족한 여름 밤잠을 보상했다.

　우리는 아무데서나 잘도 잔다. 지금도 육체 노동을 하는 사람에겐 이런 특전이 당연한 걸로 되어 있다. 그러나 근대화가 되면서 적어도 사무실에서의 낮잠은 금기시되어 버렸다. 자칫 상사 눈밖에 나기 쉽다. 다행히 대개의 사무실은 냉방이 되어 있기에 피로가 덜하다. 그래도 피로가 축적되면 여름 휴가가 있다. 어떤 세상이라도 다 살게 돼 있다.

　문제는 덥다고 잘 때도 에어컨, 선풍기를 켜는 일이다. 이것만은 피해야 한다. 신체 저항력이 떨어지기 때문이다. 여름 감기도 여기서 비롯된다. 여름을 겨울처럼 살다간 신체 리듬에 난조가 온다. 더위를 이기는 방위 호르몬 분비도 저하된다. 따라서 여름은 여름답게 나야 한다. 그게 계절에 순응하는 슬기요, 건강을 지키는 길이다.

겨울은 겨울대로 문제가 많다. 활동량이 적기 때문에 잠을 줄여야 하는 계절인데 긴긴 겨울밤에 느느니 잠이다. 추우니까 이불 속으로 기어들고 잔뜩 게을러진다. 이게 또 정교한 신체 균형을 깨뜨리는 원인이 된다.

해결책은 난방이다. 다른 데 아끼고 여기에 투자를 해야 한다. 이불 속으로 기어들지 않아도 될 만큼 방안 공기가 훈훈하도록 해야 한다. 그게 우리를 활동적으로 만든다. 그래야 책도 읽고 공부도 할 기분을 만들어 준다. 난방에 드는 경비쯤 문제없게 생산적으로 될 것이다.

겨울 밤은 많은 생각을 하게 해 준다. 창조적인 시간이다. 이런 밤을 잠으로 보낸다면 인생이 너무 아깝다. 겨울 밤은 쫓기지 않아서 좋다. 여유롭고 푸근하다.

겨울 잠 한두 시간 줄여도 탈 나지 않는다. 계절이 주는 이 여유로움을 즐기기 위해서도 겨울 잠은 줄이는 게 좋다.

자면 안 되는 사람

잠을 자선 안 될 사람이 있다. 잠이 안 와 고민이거든 내가 과연 자야 될 사람인가부터 생각해봐야 한다. 자면 안될 사람이 잠 안 오는 게 고민이라면 말이 안 된다. 수험생만이랴. 내일 큰일을 앞둔 사람, 회의에서 브리핑을 해야 할 사람, 발표회가 있는 사람, 수표 막을 날짜가 닥친 사장, 큰 시합을 앞둔 선수 등……. 모두 오늘밤 편히 잠들긴 틀린 사람들이다.

그러나 이런 사람일수록 오늘밤 잠을 푹 자둬야 한다는 강박증을 갖게 마련이다. 그래서 서둘러 귀가하여 일찌감치 잠자리에 든다.

이게 실수다. 그런다고 어디 잠이 오던가. 머리는 천 가지 생각으로 가득한데 잠이 올 리가 없다. 자야 할 텐데……, 그럴수록 더 초조해지고 잠은 멀리 달아난다. 누구나 이런 밤을 경험했을 것이다.

이럴 땐 생각을 달리 해야 한다. 먼저 내가 자선 안 될 사람임을 확인해야 한다. 안 오는 까닭이 있다. 내일의 큰일을 위해 생각을 다듬고 실수없이 잘하기 위한 준비를 해 두라는 뜻이다.

잠이 안 오는 게 당연한 일이다. 초조해 할 것 없다. 그래야지 비로소 자야 한다는 강박증에서 해방될 수 있다. 한결 마음이 가라앉을 것이다.

자면 안 될 사람이 있는가 하면, 안 자도 될 사람이 있다. 반복하지만 잠이란 피로 회복을 위해 있는 것이다. 지치지 않은 사람에게는 잠이 올 이유가 없다.

잠은 아무에게나 오는 게 아니다. 아무 때나 오는 것도 아니요, 자고 싶다고 온종일 잘 수 있는 것도 물론 아니다.

잠은 필요한 사람에게 필요할 때, 필요한 만큼 오게 되어 있다. 따라서 피곤하지 않으면 처음부터 잠을 기다리지 말아야 한다. 자야할 잠이 안 오는 게 불면증이지, 필요 없는 잠이 안 온데서 이상한 일이 아니다. 온종일 팔자 좋게 뒹굴고 놀았으니 잠을 자야 할 사람이 아니다. 아예 잠을 기다리지 말았어야 옳다.

한데 이상한 일은 이런 사람일수록 잠에 대한 욕심이 더 많다는 사실이다. 이건 불면증이 아니라 '불만증'이거나 '과욕증'이다. 하루 생활이 기복없이 평탄한 직선형이라면 잠이 올 수도 없고, 와야 깊이 들지도 않는다.

하루의 신체 활동 곡선은 그 진동폭이 클수록 잠이 많고 깊어진다. 종일 열심히 뛴 사람이면 안 자려고 버텨도 잠이 오게 돼 있는 게 중추의 생리다.

저녁 밥숟갈을 입에 문 채 밥상머리에 앉아 곯아떨어진 개구쟁이 시절이 기억날 것이다. 잠은 그래야 하는 것이다. 하루가 끝나면 피로해야 한다. 그게 건강한 상태다. 잠자리에 누우면 온몸이 마치 천길 땅속으로 빠져들듯이 노곤한 기분, 참으로 상쾌한 피로다. 잠이란 이럴 때 오는 것이다.

밤중까지 잠이 오지 않는다면 당신의 하루는 아직 끝나지 않았다는 증거다. 아직 더 뛰라는 신호다.

얼마나 삶을 시시하게 살았으면 잠이 안 올까. 한번쯤 스스로의 인생을 되돌아보아야 한다.

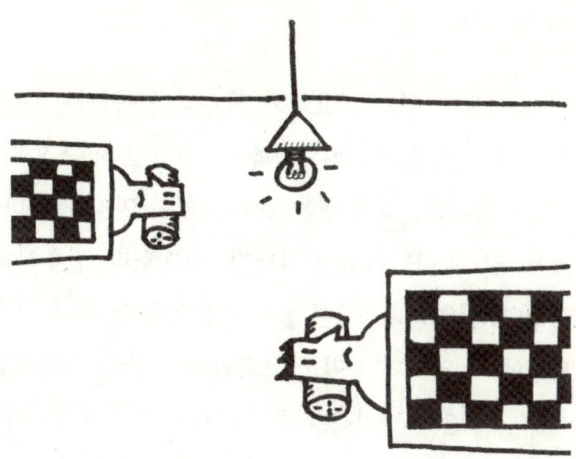

습관성 불면증

"10년 동안 한숨도 자 본 적이 없습니다. 잠시라도 눈을 붙였다면 내가 성을 갈겠습니다."

만약 이 말을 듣는다면 믿겠는가? 하도 어이없어 상대를 안 하려 들 것이다. 하긴 의사도 처음엔 웃는다.

"못 믿겠지요. 다들 웃습니다. 하지만 이건 사실입니다."

환자의 확고한 태도에 오히려 의사의 기가 죽는다. 이게 불면증 환자의 특징이다. 대단한 허풍이다. 아무려면 10년간 한숨 못 잤을라구. 그러고도 살아있다는 게 이상하다.

이런 환자들은 그 시나리오가 모두 엇비슷하다. 호소하는 내용이나 찡그린 표정, 제스처까지 한결같다. 자신의 문제가 얼마나 심각한가를 설명하기 위해서겠지만, 어쨌든 그 과장은 상상을 초월한다. 환자 스스로도 한숨 못 잤다는 사실을 확실히 믿고 있는 듯하다. 이것은 거의 망상에 가까운 확신이다.

이 때문에 입원을 해도 간호사와 싸우기를 잘한다. 수면 기록에는 그가 어젯밤 놀랍게도 9시간을 잔 것으로 되어 있다. 하지만 그는 믿지 않는다. 코를 골고 잤다는데도 믿지 않는다. 눈만 감고 있었지, 잔 게 아니라고 우겨댄다. 시계소리, 간호사 회진소리까지 다 듣고 있었는데, 무슨 잠이냐고 펄펄 뛴다. 환자 태도가 너무나 확신에 차 있어 기록이 잘못되었나 의심이 갈 정도다.

할 수 없이 수면 뇌파기록을 하게 된다. 밤새 나온 기록에도 그는 잘 잤다는 결과다. 그래도 환자는 인정하려 들지 않는다.

상황이 이렇게 되면 그는 습관성 불면증으로 판정된다. 습관적으로 그저 못 잤으려니 생각하는 환자다. 아침에 일어나도 몸이 개운치 않고 도대체 잔 것 같질 않다. 어쩌다 잠이 깬 걸 마치 밤새 깨어 있었던 것 같은 착각을 한다. 놀랄 일은 이들 환자는 평균 8시간보다 더 많이 자고 있다는 사실이다.

소위 불면증 환자의 60% 이상이 평균보다 더 많은 수면을 취하고 있다는 통계보고다. 물론 환자는 믿지 않는다. 자기는 안 잤다는 확신을 갖고 있기 때문이다. 따라서 어떻게든 수면을 좀 더 많이 취하려고 노력한다. 그리고 실제로 그런 노력 덕분에 더 많이 잔다.

이런 환자의 문제는 잠이 아니라 마음이다. 사는 게 재미가 없다. 모든 일이 억지다. 잠도 그렇다. 모든 게 시시해서 이들은 만성 우울증에 시달리고 있는 경우가 대부분이다. 만사가 귀찮으니까 잠이나 실컷 자겠다는 그 욕심이 곧 문제가 된 것이다.

인생살이 하나하나가 모두 불만인데 잠인들 만족할 수가 없다. 잠보다는 마음을 잘 다스려야 한다.

불면 공포증

해질녘이면 벌써 걱정이다. '오늘밤 또 잠이 안 오면 어쩌지' 하는 예기 불안 때문이다. 밤이 두렵다. 밤도 오기 전에 지레 겁을 집어 먹는다. '또 안 올 것이다. 어떻게 하지?' 약, 술…….

불면증 환자의 모든 생각은 오직 잠에만 쏠려 있다. 큰 근심에 싸여 어두운 표정이다. 초조하고 불안하다. 옆에 있는 사람까지 불안하게 만든다. 이런 것이 불면증 환자의 정신 상황이다.

'잠이 안 올 것이다'. 아주 안 온다고 단정한다. 그래서 어떤 환자는 아예 충분한 약을 달라고 애원한다. 한 봉지만 먹으면 곯아떨어질 수 있게 해 달라는 것이다. 오늘밤도 못 자면 차라리 죽어버리겠다고 협박한다. 그의 거동에서 그게 협박만은 아닌 것도 같다. 그만큼 그는 잠에 관한 한 아주 과민상태에 빠져 있기 때문이다. 이쯤되면 이건 불면증이 아니라 '불면 공포증' 이다.

잠이 안 온다기보다 안 오면 어쩌나 하는 두려움이 더 크다. 실제로 불면증 환자는 불면 그 자체보다 불면에 대한 공포·불안에 더 떨고 있다. 그래서 이들은 잠을 청해 보기도 전에 미리 수면제를 털어넣는다. 안 죽을 만큼의 한도내에서 충분한 양을 먹어 버린다. 이들의 소원은 그저 잠 한번 푹 자봤으면 하는 것뿐이다. 어떤 환자는 초저녁에 자다 말고 벌떡 일어나 수면제를 먹는다. 깜빡 잊었군, 큰일날 뻔했다고 혼자 중얼거리면서…….

수면제 중독의 강력한 후보자다. 안 먹어도 잠이 올 걸 지레 겁을 먹은 나머지 매일 밤 약을 먹는다면 습관성이 될 것은 정해진 코스다. 하지만 그는 나중 일은 걱정 안 한다. 우선 눈 앞의 불부터 끄고보자는 심사다. 하룻밤 못 잤다간 당장 죽기라도 할 사람 같다. 그의 절박한 표정을 보면 그게 결코 과장만은 아니다. 그만큼 겁에 질려 있는 것이다.

불행한 일은 그 불안과 공포가 바로 불면증의 원인이 되고 있다는 걸 자신은 까맣게 모르고 있는 것이다.

그렇게 겁을 먹고서야 올 잠도 안 온다. 그게 중추의 기능이다. 그러한 예기 불안이 잠을 쫓고 있다. 하긴 오늘밤도 잠이 안 올지 모르지만 그렇다고 죽진 않는다. 잠을 못 자 죽었다는 의학계의 보고는 아직 없다. 안 오면 안 오는 대로 대처해야 한다.

우선 자신의 불면 공포증부터 이해해야 한다. 잠이 안 와서 불안한 게 아니고 불안하기 때문에 잠이 안 온다.

처음 한두 번 어쩌다 안 오는 잠을 너무 과장해 문제를 만든 것부터가 잘못이었다. '오늘밤 또……' 하는 불안이 장기화하면서 드디어 불면 공포증이 돼 버린 것이다. 처음엔 잠이 안 와 두려워했지만 이젠 두려워하기 때문에 잠이 안 온다는 사실을 분명히 이해해야 한다.

'밤→두렵다→불면' 이런 연쇄반응이 대뇌 회로에 형성돼 버린 것이다. 여기에는 세심하고 소심한 성격도 작용하고 있다.

새벽 일찍 잠이 깨면

　잠이 안 드는 것도 괴로운 일이지만 들었던 잠이 한밤중에 깨어버리는 것도 참 딱한 일이다. 아직도 새벽은 한참인데 잠은 멀리 달아나고 말았으니 기가 찰 일이다. 좀더 자야겠는데 하고 누워있어야 소용없다. 정신은 점점 초롱초롱해 온다.
　야단났다. 한밤중에 이야기할 상대도 없고……. 무슨 일을 해보려고 해도 엄두가 안 난다. 이 시간에 무슨 일이든 해본 경험이 없기 때문이다. 으레 자야 할 시간이라는 고정관념에 사로잡혀 있는 것이다.
　일어날 수도 없고, 누워 있자니 잠은 안 오고, 세상에 나 혼자 덩그러니 남은 것 같다. 초조하고 고독하다. 이런 시간을 견디다 못해 결국 자살하는 사람까지 있다.
　불면증 유형이 여러가지 있지만 새벽 일찍 잠을 깨는 경우가 가장 위험하다. 자살의 가능성이 높은 시간이기 때문이다. 특히 갱년기 울증이나 정신병적 울증 상태에서는 이런 유형의 불면이 특징이며 자살률 또한 높다.
　노인성 불면증도 이런 유형이며 외로운 노인이 자살하는 때도 이렇게 잠 없는 한밤중이다. 따라서 새벽 일찍 잠을 깨는 불면증은 정신과의 울증 진단에 중요한 지표가 된다.
　그러나 이런 경우들은 특수한 병적인 상태다. 보통 사람이 새벽 일찍 깨는 경우와는 그 의미가 다르다. 어쩌다 한두 번 그럴 수 있는 걸 갖고 민감한 사람들은 지나치게 고민한다. 하지만 그게 자신들의 착각이라는 걸 아는 사람은 그리 많지 않다.

우선 어젯밤 몇 시에 잤느냐부터 따져 봐야 한다. 9시 저녁 뉴스도 보기 전에 잠이 들어 새벽 서너 시에 깨었다면 잘 것은 다 잤다는 셈이 된다. 그러고도 잠이 더 안 온다고 불평이라면 그건 욕심이다.

잘 만큼 잤는데 무슨 잠이 또 와? 아직 한밤중이니까 그저 습관적으로 자야 한다는 강박증이지 당신 생각처럼 불면증은 아니다. 몇시부터 잤는지는 생각도 않고 습관적으로 아침까지 자야 한다는 착각에 빠져 있기 때문이다. 으레 누가 깨울 때까지 자야 직성이 풀리는 탓이다. 그래야 잔 것 같은 생각을 하고 있다.

이게 착각이다. 어젯밤 왜 그리 빨리 자야 했는지를 생각해 보라. 과로에 지친 탓이라면 천만다행이다. 그게 아니고 저녁 시간이 따분해 자기나 하자는 생각이었다면 그건 보통 일이 아니다. 사는 게 그리 재미없던가?

사실이지 삶의 질은 저녁 시간을 어떻게 보내느냐에 달려 있다. 그 시간이 따분하고 재미가 없다면, 그래서 잠이나 자야지 하고 일찍 누웠다면, 그리곤 새벽 일찍 잠이 깨 그게 고민이라면, 문제는 당신의 잠이 아니고 인생이다.

이런 사람일수록 잠만 자려고 든다. 잠 욕심부터 줄여라. 필요한만큼 이미 잤다. 그러니 이젠 일어나야 한다.

세수하고 새벽 공기를 마셔 보라. 운동도 좋고 독서도 좋다. 일찍 깬 걸 다행으로 생각하게 될 것이다.

세상에 늦잠 자고 잘 되는 사람 없다. 새벽을 내 시간으로 활용해야 한다. 능률적이고 생산적인 시간이 될 것이다. 불면증이 당신의 출세길을 열어줄 것이다.

이건 괜히 잠 없는 당신을 위로해서 하는 소리가 아니다. 진정 축복받을 일이다. 남들이 어젯밤 늦게 돌아다니다 아침 늦잠을 자는 사이 나는 그 시간에 일어나 공부를 한다고 생각해 보자. 운동을 한다고 생각해 보자. 생산성이나 건강 면에서 늦잠꾸러기와는 비교도 안 될 것이다.

새벽 잠이 없어 고민이라니? 굴러온 축복을 걷어차 던질 셈이 아니라면 고맙게 생각해라. 출근 시간엔 텅 빈 버스에 앉아 갈 수도 있다. 일찍 출근한 당신을 직장에서도 인정해 줄 것이다. 출세길이 열린다는 게 괜히 한 소리가 아니다.

꿈에 시달려?

밤 잠 8시간은 90분을 주기로 진행된다. 첫잠이 가장 길고 깊으며 새벽으로 갈수록 주기가 짧고 수면도 얕아진다. 꿈은 매 주기가 끝나 다음 주기로 이행될 때 꾸게 되므로 새벽으로 갈수록 많아진다. 대체로 하룻밤 약 2시간 정도의 꿈을 꾼다.

특별한 경우를 제외하고는 이게 평균이다. 그런데도 불면증 환자의 일부는 밤새 꿈에 시달리느라 도대체 잔 것 같지 않다고 불평이다. 이 역시 불면증 특유의 과장이요 엄살이다.

꿈은 누구나 비슷하게 꾼다. 기억의 차이만 있을 뿐이다. 똑같이 꾸면서도 많이 기억하는 사람이 있는가 하면 전혀 꿈이 없다는 사람도 있다. 기억을 못하기 때문이다. 꿈은 대단히 불확실해서 시간이 흐룰수록 쉬 잊혀진다. 따라서 우리가 기억하는 것은 거의가 새벽녘 꿈이다. 또 그때 꾸는 꿈이 가장 많다.

꿈에 시달린다는 사람의 치료는 간단하다. 새벽 잠을 줄이는 거다. 늦게까지 게으름을 피우며 뒤척거리니까 꿈도 많고 기억도 많이 한다. 해서 마치 밤새 꿈에 시달린 것 같은 착각을 하게 된다. 처방은 간단하다. 자나마나한 '장식용 수면'인 새벽 잠을 줄이는 거다.

새벽 잠 한두 시간 덜 자도 아무 탈 없다. 새벽 일찍 일어나 운동도 하고 조간신문이라도 천천히 읽자. 꿈에 시달린다는 건 생활 어딘가에 허점이 있다는 증거다. 아침 시간을 잘못 쓰고 있다는 생리적 경고다. 이젠 일어나라는 대뇌의 명령이다.

거기다 이런 환자일수록 꿈의 해석에도 문제가 있다. 꿈자리가 시끄럽다고들 울상이다. 하지만 꿈이란 원래 그런 거다. 좋은 것보다 나쁜 꿈이 훨씬 많다.

남들은 모두 달콤한 꿈을 꾸려니 하는 생각도 불면증 환자의 특징이다. 우리가 말하는 희망과 바람 속의 꿈과 실제 잠 속의 꿈은 그 의미가 아주 다르다. 꿈의 내용은 지저분하고 불길한 것들이다. 다만 건강한 사람들은 잘 기억도 안 날 뿐더러 기억이 난다고 별다른 의미를 붙이지 않는다.

불면증 환자는 우선 많이 기억해서 머리가 터질 것 같고 거기다 나쁜 의미를 붙이니 더욱 문제다. 마치 정신 분석이나 하듯 시시한 개꿈에까지 의미를 붙인다. 꿈에 상여를 본 날은 아예 결근을 하는 소심증도 실제로 있다.

이 정도라면 인생을 사는데 결정적 문제가 있다는 증거다. 소심 공포증에라도 걸렸거나 아니면 생활 전반에 허점이 많다는 뜻이다.

새벽 일찍 일어나 바쁜 하루를 달리는 사람에겐 꿈이 없다. 설령 상여를 봤대도 재수 있으려나 보다고 복권을 살 것이다. 기억도 못하거니와 설령 한대도 좋은 쪽으로 해석하거나 가벼이 넘긴다.

꿈에 시달린다는 건 당신 생활이 문제다. 우선 새벽 잠을 줄여라. 그리고 부지런히 뛰어라. 지금이 어떤 세월인데 시시한 꿈에 매달려 걱정을 하는가. 그건 사치다.

기상 시간

새벽 일찍 잠이 깨 고민인가 하면 아침 늦게까지 일어나질 못해 허덕이는 사람도 있다. 때려 죽인대도 못 일어나겠단다. 밤새 못 자고 뒤척이다 겨우 잠이 들었으니 일어날 수가 없다는 것이다. 아침이 늦어질 수밖에 없다.

그래도 출근해야 할 월급쟁이 신세라면 별 수 없이 일어나긴 해야 할 것이다. 허둥대며 탄 출근 버스에서 다시 자는 한이 있더라도 일단 일어나긴 해야 한다. 회사에 나와서도 비슬비슬이다.

아침부터 졸지나 않으면 다행이다.

  당신의 잠버릇이 출세길에 지장을 줄 수 있다는 걸 생각해 본 적이 있는가? 새벽 일찍 출근해 움직임에 씽씽 바람이 나는 동료와 9시가 돼야 헐레벌떡 출근하는 당신이 10년 후엔 어떤 모습으로 되어 있을 건지 상상해 본 적이 있는지? 인생의 성패는 이처럼 참으로 하찮은 것에서 비롯된다.

  자유업을 하는 사람이나 실업자는 더욱 엉망이다. 10시까지도 일어날 생각을 않는다. 일찍 일어나야 할 텐데 생각뿐이지 쉽지 않다. 사리를 따져 보면 그게 될 리가 없다.

  아침 10시까지 잔 사람이 밤 10시에 잠이 올 리가 없다. 남들은 피곤한 시간인데도 그때가 한창이다. 졸립기는커녕 정신이 초롱초롱하다. 심야 방송이 다 끝나고도 잠은 아직 아득하다.

  지금 자야 내일 아침 일어날 텐데, 바보가 아닌 이상 그런 계산쯤은 할 수 있어야 한다. 하지만 잠이 올 리가 없다. 아침 10시까지 늦잠을 잔 사람이 벌써 잠이라니? 이게 고민이다. 밤엔 잠이 안 와 고민이고 아침엔 너무 와서 고민이다.

  그러나 이건 불면증도 고민도 아닌 지극히 당연한 생리적 현상이다. 늦게 잤으니 늦게 일어날 수밖에 없고, 또 늦게 일어났으니 늦게 잠이 올 수밖에 없다. 지극히 당연한 악순환이다. 하루 생활이 두세 시간 뒤로 밀린 사람이다. 10시에 자서 6시 기상이 '10~6형'이라면 이 사람의 경우는 '2~10형'이다. 남처럼 8시간을 자는데 잠자는 시간대가 늦어진 사람이다.

  이게 고민이라면 이 악순환의 고리를 끊어야 한다. 진단도 처방도 아주 간단하다.

문제는 일찍 자려고 해도 잠이 마음대로 오지 않는 데 있다. 그렇다면 깨는 시간을 일정히 해야 한다.

몇 시에 잤건 아침 6시엔 털고 일어나야 한다. 잠은 마음대로 오는 게 아니지만 일어나는 거야 억지를 쓰면 가능한 일이다. 이건 의지의 문제다.

처음엔 힘들다. 수면 부족으로 비슬거릴 게다. 그러나 사흘만 견디라. 한숨 못 잔 때라도 6시엔 박차고 일어나 보라. 사흘 후엔 밤 10시에 잠이 오게 돼 있다. 이게 수면의 생리다. 정 힘들면 하루 10분씩 점차적으로 당기면 몇 주 후엔 6시 기상이 된다.

이게 불면증 치료의 원칙이다. 일어나는 건 의지로 가능한 일이기 때문이다.

창조의 샘

꿈에 본 산신령의 말을 따라 백 년 묵은 산삼을 캔 이야기, 태몽을 잘 꾸어 옥동자를 낳은 이야기, 꿈 덕분에 어려운 수학문제가 풀렸는가 하면, 위대한 발견을 하게 해 준 꿈도 있다.

정말 꿈같은 일이다. 잘 믿기질 않는다. 하지만 이건 대뇌 생리적으로도 가능한 일이다. 한 가지 주제를 갖고 골똘히 생각하노라면 잠재의식이 꿈속에서 풀리면서 문제 해결의 실마리를 잡을 수 있게 해 준다. 이건 누구에게나 가능한 일이다.

멍하니 넋을 잃은 채 창밖을 보다 말고 문득 기발한 착상이 떠오른 경험이 있을 것이다. 무심결에 들은 말 한마디에 아! 그거다 하고 소스라치게 놀란 경험도 더러는 있을 것이다. 이런 정신현상들은 의식이 명료한 상태에선 일어나지 않는 게 특징이다. 마음이 텅 빈 상태, 의식적인 노력이 사라진 상태에서만 가능한 일이다.

잠들 무렵이 창조의 순간이 될 수 있는 것도 이런 까닭에서다. 이때는 의식적인 제약이나 억압이 없어지는 상태이기 때문이다. 낮 동안 억압되고 통제되었던 온갖 상념들이 아무 제약없이 멋대로 떠오른다.

그 중엔 창피한 생각도 있고 공격·적개심 등 파괴적인 것도 물론 있다. 온갖 잡다한 생각이 흰구름처럼 둥둥 떠다닌다. 이게 잠들 때의 환시(幻視) 현상이다.

맑은 정신에선 너무 유치해 발표는커녕 생각조차 할 수 없었

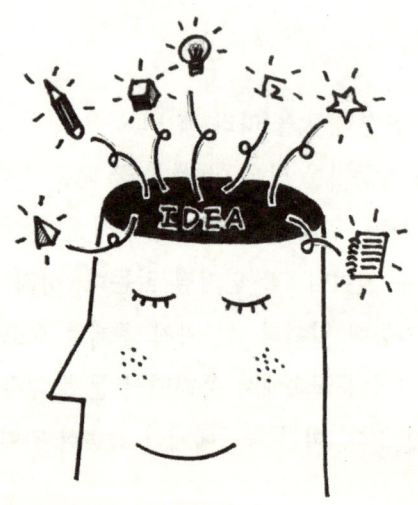

던 아이디어도 통제가 사라진 이런 순간 자유로이 떠오르는 것이다. 들을 사람도 없다. 비웃거나 비판할 사람도 없다. 이게 창조의 순간이다. 감히 상상도 할 수 없었던 기발한 아이디어가 떠오른다.

이런 경험은 창조와 창작을 업으로 하는 사람에겐 흔히 있는 일이다. 작품의 소재를 찾는 화가, 주제를 못 찾아 고민중인 작가, 내일의 강의 준비, 원고 마감을 앞둔 교수·예술가는 이 잠들 무렵의 시간을 무척 소중히 여긴다. 이때가 아이디어의 보고(寶庫), 창조의 샘이란 걸 익히 경험하고 있기 때문이다.

이와 같은 정신 현상은 잠에서 깨어날 적에도 똑같이 일어난다. 자다 말고 벌떡 일어나 원고지를 펼쳐드는 작가도 많이 있다. 잠결에 들린 멜로디를 그대로 오선지에 옮긴다. 자다 말고 위대한 명작이 탄생되는 것이다.

이런 경험들은 거창한 사람들만의 전유물은 아니다. 누구에게나 있을 수 있는 일이다. 잠자리 머리맡엔 항상 원고지와 필기도구, 그리고 전기 스위치를 손에 닿게 두어야 한다.

생각이 떠오르면 바로 써 놓아야 한다. 창조의 순간이나 영감은 오래 가지 않는다. 바로 써 두지 않으면 이튿날 아침 까맣게 잊어버린다. 게을러 안 써 두었다간 오래도록 아쉽다. 좋은 아이디어가 떠올랐었는데 이튿날 아무리 생각해도 오리무중이다. 완전히 깬 후면 의식적 억압이 또 작용하므로 그 아이디어는 다시 무의식 깊숙이 숨어 버린다.

최근엔 뇌파 조절을 통해 인위적으로 이런 정신 상태를 만들려는 시도까지 있을 정도다. 아쉬운 점은 잠들 무렵의 이 창조적 순간이 길지 않다는 사실이다.

당신은 그래도 잠이 안 와 걱정을 할 작정인가. 걱정 대신 창조적인 생각을 하도록 발상을 바꾸어 보자.

불면의 시간이 당신에게 혁명적인 아이디어를 제공해 줄지도 모른다.

불면증의 환상

소위 불면증 환자는 몇 가지 결정적인 착각을 하고 있다. 스스로를 그렇게 부르는 것부터도 착각이지만, 수면이란 현상을 지나치게 이상적인 것으로 과장하는 게 더욱 문제다. 이들 생각엔 누우면 곧 잠이 들고, 잠이 든 이상 아침까지 코를 골며 자야 하는 걸로 알고 있다.

누가 업어가도 모를 정도로 깊은 잠에 빠져야 한다는 것이다. 그리고 이튿날 잠이 깨면 몸도 가뿐하고 기분도 상쾌한 게 하늘을 날듯 해야 한다. 이런 게 잠이라고들 믿고 있다. 자기도 불면증에 걸리기 전엔 그랬다는 것이다. 세상에 이럴 수가? 하긴 누가 이런 잠을 원치 않으랴만 수면의 본질은 그렇지가 않다. 누구도 그런 잠을 자진 못한다. 또 그래서도 안 된다.

하지만 이들의 수면에 대한 환상적 기대는 끝이 없다. 밤에 일어나는 법도 없어야 한다는 것이다. 이건 대단한 착각이다.

밤잠 8시간 동안 보통 사람도 4~5회는 깨게 돼 있다. 왜냐하면 수면중에도 90분을 한 주기로 뇌파상 각성 상태가 되풀이되기 때문이다. 그럴 때 소변도 봐야 하고 추우면 이불도 당겨 덮어야 한다.

　수면 생리상 이런 각성기가 있다는 건 정상이다. 다만 깊이 잠든 사람은 다음날 아침 거의 그런 기억을 못하고 있을 뿐이다.

　잠이란 그런 거다. 잠이 안 와 뒤척거리기도 하고 인기척이 나면 행여 도둑인가 밖에 나가 둘러보기도 해야 한다. 잠이란 아주 죽는 게 아니다. 의식을 못할 뿐이지 모든 생명 활동은 자는 동안에도 계속 진행되고 있다. 다만 신체 부위에 따라 활동이 다소 저하되는 차이뿐이다. 이렇듯 왕성한 생명활동이 계속되고 있는 수면 상태가 어찌 죽은 듯 조용할 수 있겠는가? 그래야 한다고 우긴다면 당신의 불면증은 구제 불능이다. 그런 환상적인 잠을 기대한다는 자체가 곧 불면증의 원인이다.

　이상적 수면을 그리는 심경을 이해하지 못하는 게 아니다. 어쩌다 한 두 번 불면에 시달리면 사람들은 건강했을 때의 수면이 그리워지게 마련이다. 그때는 마치 죽은 듯 편안한 잠을 잤던 걸로 착각하게 된다. 거기다 남들은 다 잘 자고 있으려니 생각하면 자신의 불면증이 상대적으로 더 심각히 느껴지고, 그럴수록 수면에의 이상도는 높아진다.

　이들의 마지막 불평은 아침에 못 일어나겠다는 거다. 잠을 못 잤으니 억지로 일어나야 이튿날은 비슬비슬이라는 거다. 하지만 낮 동안 비슬거리니까 그날 밤 잠이 깊을 수 없다는 사실도 알아야 한다. 밤이 두렵다고 하지만 당신은 어쩌면 낮이 두려운 사람일런지도 모른다.

수면제의 허실

제약 회사에서는 뭐라고 선전을 하건 모든 수면제엔 습관성이 있다. 얼마간 계속 복용을 하다 보면 이젠 '안 먹으면 잠이 안 온다'는 선입관이 형성된다.

안 먹어도 올 수 있을 법한데 이런 선입관 때문에 매일 밤 복용한다. 한 번쯤 끊어볼 수도 있는 일이지만 이 단계에 접어든 사람들은 불면에 대한 공포가 대단해서 끊을 엄두를 못 낸다. 만약 안 먹었다가 잠이 안 오는 날이면 마치 죽기라도 할 것 같은 두려움 때문이다.

기다려 보고 안 올 때 먹어도 늦지 않다. 하지만 이들은 그런 모험을 두려워 한다. 안 먹으면 안 올 줄 뻔히 알면서 그 고생을 왜 사서 한단 말인가? 일정한 시간에 먹고 일정한 시간에 잘 일이다.

이것이 불면증 환자의 안전 수면 수칙이다. 하지만 먹으면 온다는 이 원칙이 언제까지고 통하지 않는다는 데 문제가 있다. 한 알로 되던 것을 두 알로 늘려야 한다. 날이 갈수록 점점 양이 불어난다. 보통 사람이라면 치사량이다. 그래도 안 온다. 이 단계에 오면 입원하는 도리밖에 없다.

습관성의 문제만이 아니다. 당장 수면의 질에도 변화가 온다. 전문가 입장에선 이게 더 큰 문제다. 수면제를 먹는 이상 수면의 절대량은 증가하겠지만 꿈꾸는 시기의 REM 수면은 오히려 감소된다. 이 수면은 특히 정신적 피로를 회복시키는 중요한 기능을 하는데 이것이 감소된다는 건 수면의 질이 나빠진다는 뜻이다.

또 수면의 리듬에도 변화가 오며, 깊이도 얕아져서 전반적인 수면의 질이 나빠진다. 수면제를 복용한 이튿날 머리가 띵하고 아찔한 기분이 들어 정신 노동 능률이 떨어지는 일 등도 이와 같은 수면의 질적 저하에 원인이 있다.

이렇게 불량한 잠을 많이 자느니보다 수면제 없이 짧은 시간이나마 양질의 자연 수면이 효과적이다. 적게 자도 제 힘으로 자는 게 생리적이다.

수면제는 신중히 생각해서 써야 한다. 시중에 나와 있는 종류만 해도 백 가지가 넘는다. 불면증의 원인과 유형 그리고 환자의 신체적 상황 등 세 가지를 고려해서 선택해야 한다.

우선 불면증의 원인에 따라 써야 할 약이 아주 다르다. 불안해서 잠이 안 오는 경우는 수면제가 아닌 항불안제를 써야 한다. 불안을 진정시켜 줌으로써 정신적 안정을 되찾아 잠이 온다.

우울증이 심해 새벽 일찍 깨는 등의 불면증에는 항울제를 써서 우울증을 치료해야 비로소 수면이 정상으로 된다. 정신병 초기의 불면에는 향정신 약물을 써야 한다.

잠들기 힘든 '입면 곤란증'은 작용 시간 및 지속 시간이 아주 빠른 걸 써야 한다. 이런 사람들은 일단 잠만 들면 새벽까지 잘 자기 때문이다. 반대로 잠은 잘 드는데 중간에 자주 깨거나 새벽 일찍 깨는 사람은 작용 시간이 느리되 지속 시간은 긴 걸 써야 한다.

이와 같이 수면제마다 성상이나 작용 기전이 달라서 신중한 선택을 해야 한다. 또 수면제는 단독으로 쓰는 것보다 다른 정신 평형제와 병용하는 걸 권하고 있다. 병용함으로써 수면제의 양을 줄일 수 있고 또 습관성을 예방하는 데 도움이 될 수 있기 때문이다.

어떤 경우에도 자가 진단, 자가 치료만은 금물이다.

불면증 치료 원칙1 - 짧게 자자

불면증은 그 유형이나 원인에 따라 치료 방법이나 대응책도 달라질 수밖에 없다. 그러나 모든 불면증에 공통적으로 통용되는 치료원칙이 있다. '잠을 짧게 자도록' 노력하는 일이다. 불면증 환자 입장에선 얼른 들어 이해가 안 갈 것이다. 한 시간이라도 더 자야 하는 사람에게 짧게라니? 그게 무슨 치료냐고 반문할 수도 있을 것이다. 하지만 이 원칙을 잘 이해하고 지켜 나가야 한다.

알다시피, 불면증 환자는 잠에 대한 욕심이 병적으로 많다. 10시간, 아니 온종일이라도 아주 뿌리를 뽑겠다고 벼른다. 잠 한 번 실컷 자보는 게 소원이라고 울상이다.

불면증의 불행은 이런 욕심에서 비롯된다. 이 정도로 잔다는 건, 우선 생리적으로 불가능한 일이다. 불가능한 일을 하겠다고 드니 치료가 될 리가 없다.

잠 욕심을 줄여라. 오늘 밤은 4시간만 잔다고 계획해 보라. 그렇게 기대했는데 의외로 5시간을 자게 되었다면, 이건 행운이다. 기대보다 1시간을 더 잤으니 아주 푹 잔 셈이다. 실컷 잤다고 만족해 할 것이다. 어차피 당신 주장대로 몇 시간 밖에 못 잤다면, 이런 계산법은 대단히 효과적이다. 이것이 짧게 자도록 노력한 보상이요 대가다. 훌륭한 치료다.

반대의 경우를 생각해 보라. 만약, 당신이 어젯밤 언제나처럼 9시간은…… 하고 기대했다면 어떻게 되었을까. 5시간밖에 못 잤으니 4시간이 부족하다. 이쯤 되면 한숨도 못 잤다고 할 게 틀림없다. 실제로 환자 생각엔 수면 부족으로 아주 비틀거릴 것이다.

이 차이다. 똑같이 5시간을 잤는데도, 이처럼 두 경우의 반응은 아주 다르다. 한 사람은 실컷 잤고, 또 한 사람은 못 잤다고 불만이다. 어느 쪽을 택할 것인가. 조금만 냉정할 수 있다면 해답은 쉽게 나온다.

짧게 자려고 노력해라. 많이가 아니고 짧게다. 그것이 치료의 비결이다. 실제로 짧게 자는 잠일수록 양질의 수면이란 것도 알고 있을 것이다.

8시간 푹 자야지 하는 그 기대가 불면증을 만든다. 수면의 효과는 얼마를 잤느냐 하는 양보다 질이요, 그리고 심리적 기대가 더 중요하다.

학자들은 아주 재미있는 실험 결과를 보고하고 있다. 자는 동안 시계를 조작하여 실제로 8시간 잔 사람에게 마치 6시간밖에 못 잔 것처럼 돌려 놓았다. 피험자는 잠이 부족하다고 투덜댔으며, 일의 능률도 안 오르고 졸립다는 불평을 했다. 또 다른 그룹에겐 실제로 5시간밖에 못 잤는데도 마치 8시간 잔 것처럼 시계를 조작해 두었다. 아침에 거뜬히 일어난 후, 기분 좋게 잘 잤노라고 만족해 했다.

우리는 이 실험에서 재미있는 결론을 얻었다. 생리적인 적정량의 수면을 6시간쯤으로 봤을 때, 그 이상의 잠은 더 자든, 덜 자든 그 양보다 그 사람의 심리적 상태에 따라 수면 효과가 달라진다는 사실이다.

짧게 자도록 기대하고 또 그렇게 기대하는 것이 불면증의 치료원칙이라는 것이 확인되었을 것이다. 환자에겐 역설적으로 들리겠지만 많이가 아니고 짧게 잔다는 원칙이 치료의 비결이다.

불면증 치료 원칙 2 - 정해진 시간에 일어나라

불면증 환자는 잠에 대한 욕심이 지나친 나머지 언제 어디서나 좋으니 잠 한번 실컷 자게 해 달라고 애원한다. 그게 마음대로 될 리가 없다. 건강한 사람도 안 된다. 해서 환자들은 어떻게든 밤 9시 혹은 10시에는 자려고 무진 애를 쓴다. 그 강박적인 자세가 잠을 쫓고 있다는 사실을 모르고 있다. 그러나 환자 입장에선 결사적이다. 그 시간만 되면 잠자리에 누워 잠을 기다린다. 규칙적인 생활을 한다는 신조에서.

그렇게 잠을 기다리니 잠이 올 리가 없다. 왜냐하면 자야 할 텐데 하는 의식이 계속 중추를 자극하기 때문이다. 물론 끈기를 갖고 기다리면 언젠가는 잠이 온다. 하지만 환자는 그래도 또 불만이다. 잠들기까지 몇 시간이 걸린다는 것이다.

그 역시 과장이다. 건강한 사람도 잠자리에 누워 잠들기까지의 시간은 대체로 15분 안팎이다. 이게 짧을수록 건강한 사람임은 두말할 필요가 없다. 불면증 환자라 해도 그들 주장대로 몇 시간이 걸리진 않는다. 같은 15분이라도 '잠이 와야 할 텐데' 하고 기다리는 환자입장에서 마치 몇 시간이 경과된 것 같은 착각을 하게 된다.

따라서 불면증의 치료원칙은 '졸릴 때 자라'는 것이다. 새벽 1, 2시까지도 잠이 안 오면 잠자리에 들지 마라. '내겐 아직 잠이 필요 없는가 보다'고 담담히 생각해라. 어떤 경우에도 졸립지 않은데도 잠자리에서 잠을 기다려선 안 된다.

그 다음 지켜야 할 원칙. 어쩌면 이것이 불면증 치료에 제일 중요할지 모른다. '정해진 시간에 일어나라'는 것이다. 기상 시간에서 언급한 바 있지만 불면증 치료에서 빼 놓을 수 없는 원칙이기에 다시 한 번 강조한다.

어젯밤 몇 시간을 잤든 상관없이 정해진 시간엔 일어나는 것이다. 안 오는 잠을 억지로 잘 순 없지만 일어나는 건 의지로 할 수 있기 때문이다. 몇 시간을 잤든 사흘만 해 보라. 불면증 치료가 이렇게 간단한 거구나 하고 놀라게 될 것이다. 단 이 기간 동안 낮잠을 자선 안 된다. 사흘만 버티면 어떤 사람도 생리적으로 필요한 만큼의 수면은 오게 돼 있다. 이 점을 믿어야 한다. 이건 위로도 협박도 아닌 수면 과학이다.

불면증 치료 원칙 3 - 잠자리에선 잠만 자라

또 하나의 중요한 치료원칙은 '잠자리에서는 잠만 자라'는 것이다. 단, 섹스만 빼고.

불면증을 오래 갖고 있는 사람들의 또 하나의 특징은 잘못된 잠자리 습관을 갖고 있다는 점이다. 종종 환자들은 잠자는 곳에서 텔레비전을 보거나 식사를 하거나 독서를 한다. 물론 과거에는 한국의 가옥 구조상 어쩔 수 없는 경우도 많았다. 그러나 이렇게 잠자리를 자는 일 외의 용도로 사용하게 되면 잠자리에 들 때마다 여러가지 혼란스런 자극, 조건에 시달려 바로 수면을 취하기가 어렵게 된다.

따라서 잠자리에서는 불필요한 자극을 없애고 잠자는 일에만 몰두하도록 해야 한다. 인간의 많은 행동들은 시간과 공간의 영향을 받는다. 따라서 특정 상황은 어떤 행동에 대한 신호가 되기도 한다. 즉, 점심시간을 알리는 종이 치면 배가 고파 온다든지, 극장 로비만 들어서면 습관적으로 팝콘을 산다든지……. 이것을 잠자리 상황에서 생각해 보면, 잠을 잘 자는 사람들은 잠자리가 졸음을 유발하고 쉽게 잠들 수 있게 하는 신호가 되지만, 불행히 불면증 환자들은 잠자리가 다른 활동의 신호, 즉 생각하고 걱정하는 것, 텔레비전 시청, 독서 등을 유발하는 장소가 되어 있는 것이다.

　물론 이것은 처음부터 그렇게 되는 것은 아니고 대개는 어떤 스트레스가 되는 사건이 있은 후 나타난다. 그러나 그렇게 시작된 잠 못 자는 밤이 몇 번 계속되면 스트레스가 극복된 후에도 불면, 좌절 그리고 잠들기를 기다리며 했던 활동(텔레비전 시청. 독서)은 잠자리와 연관된 채 남게 된다. 따라서 잠자리를 곧바로 잠드는 일과 재연관시키는 훈련이 필요한데 이를 위해 Bootzin이란 학자는 다음과 같이 충고한다.

1) 졸릴 때에만 잠자리에 들 것.
2) 잠자리에서는 오직 잠만 잘 것.
3) 잠들 수 없을 때는 일어나서 다른 방, 또는 거실로 갈 것. 그 곳에서 자지 말고 졸릴 때 다시 잠자리로 돌아가고, 그래도 쉽게 잠들 수 없으면 다시 다른 방으로 갈 것.
4) 필요한 경우에는 3)을 반복할 것.
5) 자명종을 설치해 놓고 매일 밤 잔 시간에 상관없이 아침에는 같은 시간에 일어날 것 등이다.

　처음에는 다소 힘들게 느낄지도 모른다. 그러나 점차로 잠자리가 수면과 연관성을 갖게 되고 그만큼 당신의 수면은 빨라질 것이다.

불면증 치료원칙 4 - 수면 위생을 개선하라

수면 위생을 개선해야 한다.

수면 위생이란 쾌적한 수면을 위한 생활 습관, 환경, 태도 등을 말한다.

불면증 환자들은 수면을 방해하는 행동이나 음식물 등을 알면서도 이들을 계속 가까이 하는 경우도 많다. 몇 년째 못 자는 사람이 매일 오후 술, 담배, 커피를 하는 경우도 흔히 본다.

잘못된 수면 위생 관념이 불면증의 직접적 원인이 될 수도 있다. 이것이 계속되는 한 앞서 설명한 어떤 치료법도 불면증을 치유하지는 못한다. 모두 아는 것 같지만 그러나 때로 잘못 알고 있고, 시행하지 못하고 있는 문제들을 다시 한번 훑어 본다.

1) 안락한 수면에 필요한 조건은 적당한 '고요와 어둠' 이다. 계절이나 주거 환경에 따라서 다르겠지만 비용이 들더라도 이 두 가지만은 지켜질 수 있도록 각별히 신경써야 한다. 특히 야간 근무를 하고 낮에 자야 하는 사람인 경우 두터운 커튼을 치는 등 세심한 배려를 해야 한다. 적당한 실내 온도와 습도 조절도 물론 중요하다.

2) 잠자기 전 2시간 이내에는 술을 마시지 말아야 한다.

알코올은 적절한 시간에 마시면 마음을 가라앉히고 어떤 경우 잠드는 데 도움을 줄 수 있지만, 대개는 안절부절 못하게 되고, 자주 깨게 하며, 꿈 많은 잠을 자게 하고 아침에 불쾌한 기분을 주기 쉽다.
3) 잠자기 수 시간 전에는 카페인이 든 음료, 또는 약물은 들지 말아야 한다. 당연하고 누구나 아는 이야기이다. 그러나 실제로 카페인에 대한 지식은 생각보다 그렇게 깊지 못한 게 우리의 현실이다. 어떤 음료에 카페인이 들어 있고 또 얼마나 들었는지 알아야 하고, 이들 음료를 잠자기 수 시간 전에는 절대 마시지 말아야 한다.

약물 중에도 카페인이 함유되어 있는 것이 있다. 이 경우에는 담당 의사나 약사에게 확인하고 다른 약으로 대체가 가능한지, 불가능하면 약 복용 시간을 오전으로 조절해 볼 수 있는지 문의해야 한다.

4) 잠자기 수 시간 전에는 흡연을 삼가해야 한다. 니코틴은 카페인처럼 강력한 각성제이다. 취침 전 흡연은 잠을 유도하기는커녕 각성을 유발하고 그만큼 불면의 밤은 길어진다.

5) 잠자리에 들기 전에는 격한 운동은 피해야 한다.

규칙적인 운동은 수면에 도움을 준다. 그러나 취침 직전의 운동은 신체를 흥분시켜 오히려 잠을 깨게 한다. 따라서 늦은 오후, 또는 초저녁에 운동을 하고 최소한 취침 4시간 전에는 운동을 끝내야 한다.

6) 배가 고프거나 부른 상태로 잠자리에 들지 말아야 한다. 배가 고파 한밤중에 자주 깨는 사람들은 취침 전에 가벼운 탄수화물이 든 간식을 드는 것이 좋다.

탄수화물이 많이 든 음식으로는 우유, 치즈, 계란, 호두, 땅콩,

곡류, 아이스크림 등이 있다. 그러나 밤늦게 간식을 먹거나 도중에 깨어서 간식을 하는 것은 피해야 한다. 배고픔을 느끼지 않으면 일부러 간식을 시작할 필요는 없다.

섹스와 수면

도시의 정신 노동자에겐 불면증이 상표처럼 따라다닌다. 온종일 스트레스로 머리는 지쳐 있는데도 잠은 안 온다. 원인은 운동 부족이다.

이럴 경우 처방은 물론 운동이다. 그렇다고 잠들기 전에 하는 건 오히려 역효과가 난다. 운동으로 인해 교감 신경이 흥분되면 이 자체가 수면을 방해하기 때문이다. 이 흥분이 가라앉으려면 시간이 걸린다. 수면 상태가 되려면 교감 신경에서 부교감 신경

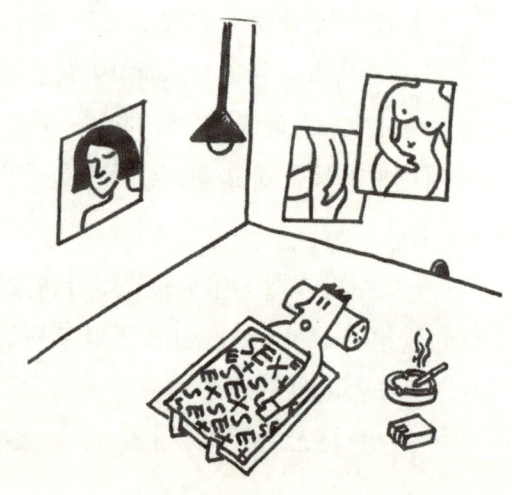

활동기로의 전환이 일어나야 한다. 낮 동안의 활동 시간엔 교감계가, 그리고 자는 동안엔 부교감계의 활동이 주가 되기 때문이다. 잠들녘 과격한 운동을 피해야 하는 이유도 여기 있다.

이 경우 좋은 건 섹스다. 성교 운동은 일반 운동과는 다른 점이 많다. 운동 신경은 물론이고 교감·부교감 신경의 흥분이 다 같이 일어난다. 그야말로 온몸 운동이다. 절정에 이르면 온몸에 땀이 난다. 심장도 격렬한 운동시보다 더 빨리 뛴다.

비록 짧은 시간이지만 온몸의 힘이 완전 소진된다. 완전 연소되어 한줌 재도 남지 않는 상태가 된다. 끝난 뒤엔 손마디 하나 움직일 힘이 없다. 완전 피로, 완전 연소다. 그 후에 오는 건 잠뿐이다. 때론 삽입된 채 그대로 잠에 빠진다. 또 그래야 한다.

이게 완전한 섹스요, 성의 생리다. 따라서 섹스만큼 이상적인 수면제는 없다.

엉터리 잡지를 보노라면 섹스 후엔 가벼운 애무와 달콤한 밀어를 속삭임으로써…… 운운하는데 이건 정말 엉터리 같은 소리다. 아직도 그럴 힘이 남았다면 완전 연소가 안 된 상태다. 미진한 채 끝나버린 불완전 섹스다.

어딘가 시원찮은 사람이 애프터 서비스니 어쩌니 하며 모자라는 부분을 때우려 한다. 이런 미지근한 섹스로는 잠을 오히려 쫓게 된다. 아직도 흥분이 끝나지 않았기 때문이다. 안 한만 못하다.

실제로 불면증 환자 중에는 성에 대한 문제가 흔히 발견된다. 성적인 결함이 있으니까 수면에도 결함이 온다. 성 불구는 아예 밤을 두려워한다. 성 혐오증은 물론이고 불만이 있어도 밤이 싫어진다.

놀라운 일은 그러고도 결혼은 한다. 특히 한국 사람은 여하튼 결혼만은 해야 한다. 체면상으로도 해야 하고 압력에 못 이겨서도 한다. 혹은 자신이 불구가 아니란 걸 과시하기 위해 결혼을 한다.

막상 결혼은 했지만 밤이 편할 수 없다. 자신도 없고 두렵기만 하다. 바쁘다느니 피곤하다느니, 온갖 핑계를 대면서 침실을 피한다. 마지못해 하는 경우에도 만족스럽지 못하니 배우자에게도 미안하고 자신도 괴롭다. 거기다 성 생리상 완전 연소가 안 되었으니 잠이 올 리가 없다.

불면증이라면 한번쯤 자신의 성 생활을 점검해 볼 필요가 있다. 별 이상이 없다면 수면제보다 핑크 무드를 만들 연구를 하라고 권하고 싶다.

행복한 불면증이 될 것이다.

불면증이 아니라 불만증

불면증은 대개의 경우 환자 스스로가 만든 병이다. 성질 급한 사람이 만든 자가 진단이다. 얼마간 누워 기다려도 잠이 안 오면 '이크, 불면증이구나' 하며 벌떡 일어나 수면제를 털어넣는다. 이래서 멀쩡한 자신을 환자로 만든다.

결론부터 말하면 수면이 아니라 인생을 사는 자세에 문제가 있다는 것이다. 잠이 모자라는 것이 아니라, 생각이 모자라는 것이다. 말하자면 '철학 결핍증' 이다.

잠이 안 온다고 다 불면증인가. 하루가 30시간이라도 모자란다고 뛰는 사람에겐 이건 정말 웃기는 이야기다. 불면증이라니……. 세상에 행복한 고민이라고 웃을 것이다.

삶의 한 순간을 소중히 아끼는 사람이라면 잠이 안 온다고 괴로워하진 않는다. 오히려 축복이다. 안 자는 만큼 일을 더 할 수가 있기 때문이다. 흐뭇하고 즐겁다. 잊혀진 친구에게 편지도 쓰고 조용한 음악을 혼자 즐기는 것도 참 오랜만이다. 내 마음대로 공상도 해 보고 누구의 방해도 받지 않는 나만의 시간이다.

오랜만에 혼자다. 잊고 지내왔던 나 자신을 생각해 보는 시간이다. 어떻게 달려 왔으며 어디로 가고 있는가. 바쁜 나날에 쫓겨 잊혀진 나를 찾는 순간이다. 나와의 대화……. 안개 낀 밤 거리를 보노라면 '천상천하 유아독존' 의 경지에 접어든다. 이게 모두 잠 없는 밤이 주는 축복이다.

불면증? 웃기는 이야기다. 기억날 것이다. 첫 데이트에서 돌아온 날 밤을. 흥분에 뒤척이던 밤, 재회의 약속, 설렘 속에 꼬박 지샌, 아 그 행복했던 불멸의 밤을!

잠이 안 와 괴롭거든 그런 밤을 생각하라. 어쩌다 잠이야 안 올 수도 있다. 이런저런 걱정들이 쌓여 잠이 안 올 수도 있고, 신체의 정교한 리듬이 깨져 잠을 설칠 수도 있다.

그럴 수 있는 것도 인생인데 거기다 불면증이란 거창한 진단을 붙여 법석을 떨 것까진 없다. 과장 해석을 말자는 거다. 잠이 안 오면 안 오는 거지 거기다 괴로운 의미를 붙이진 말자는 거다.

안 오는가보다고 담담히 여겨라.

　어떤 경우에도 불면증과 싸워선 안 된다. 그럴수록 그 세력은 더 커지기 때문이다. 자려는 노력도 말아야 한다. 자야지 하는 그 노력이 중추를 자극하여 잠은 더욱 멀리 달아난다. 오히려 안 자려고 노력해 보라. 이 일이 끝날 때까지 잠이 오지 말았으면! 그게 당신의 진심이라면 신기하게도 다음 순간 잠이 오기 시작한다. 할 일은 많고 잘 시간은 없고, 이런 상황에서 불청객으로 찾아오는 게 잠이라는 마물이다.

　잠이 안 온다고 다 불면증은 아니다. 그걸 괴로워할 때 비로소 문제가 된다. 안 오는 잠을 억지로라도 자야 된다고 하는 그 강박증이 곧 불면증이다. 잠이 안 온다고 왜 괴로운가. 당신이 인생을 사는 자세에 문제가 있기 때문이다. 잠이 아니라 당신의 삶에 문제가 있는 것이다.

현대인과 수면

　현대인은 밤을 잃어가고 있다. 도시는 불야성이다. 밤새 네온사인이 대낮처럼 훤하다. 해만 지면 깜깜한 옛날의 시골 마을과는 전혀 딴 세상이다.

　하는 일이라야 농사 일. 해만 지면 할일이라곤 자는 일 뿐이다. 그래서 지금도 농촌이 도시보다 수면 시간이 더 긴 것으로 조사되었다. 또 한국인의 평균 수면시간이 미국보다 약 40분을 더 자는 것으로 보고되고 있는데, 도시화와 함께 생활 패턴이나 풍습이 다른 데서 기인한 것이다.

옛날에 비해 현대인의 수면 시간이 짧아져 가고 있는 건 확실하다. 특히 직업이 다양화되면서 병원처럼 24시간 근무해야 하는 직장도 많아져 야간 근무자도 늘어나고 있다.

이렇듯 현대인의 하루 생활에 밤낮의 구별이 없어지고 있다는 게 어떤 의미가 있는 것일까? 여기서 잠시 지구의 역사, 우주의 질서, 그리고 그 속에 생활해 온 인류 역사를 돌아볼 필요가 있을 것 같다.

46억 년이라는 긴 지구의 역사에 비해 인류 역사는 1백만 년 남짓한 세월에 걸쳐 진화를 거듭해 왔다. 태양과 달 그리고 수많은 별들과의 상호 인력·조류…… 등의 질서 속에 지구는 저항을 할 수 없는 무력한 존재였다. 대우주의 질서에 따라 순리대로 살지 않으면 안 되었던 게 인류의 문명이었다.

수면이라는 생리 현상은 백만 년을 내려오면서 빚어진 대우주의 질서에 다름 아니다. '해가 뜨면 일어나 산으로 들로 농사짓고, 사냥하고, 먹고, 그리고 해가 지면 자는……' 생활이 하나의 질서로 자리잡혀 온 것이며, 인간은 오직 이 질서에 순응할 따름이었다. 무슨 이유에서든 여기에 항거하면 끝내는 생명의 질서가 파괴되는 지경에 이른다.

아무리 건강한 사람도 우연히 난조에 빠지면 신체에 변화가 온다. 건강하지 못한 사람의 7~8할이 수면 이상을 동반한다는 사실 하나만 보더라도 수면이라는 질서는 생명의 질서와 직결되어 있음을 의미한다. 실제로 수면 부족은 뇌손실과 직결하는 것으로 보고되고 있다.

사리가 이럼에도 불구하고 현대인은 겁도 없이 대우주의 질서에 도전하고 나선 것이다. 과학이다, 문명이다 하는 명분으로 자연은 무한정 파괴되어 왔으며, 이윽고 생태계의 변화, 대기의 흐름에 이르기까지 자연 질서가 서서히 파괴되어 가고 있다. 그것도 모자라 우주개발이라는 명분으로 인공위성이 우주 공간을 어지러이 메워가고 있다.

인간의 무모한 경쟁이 대우주 질서를 파괴하여 끝내는 인류의 역사도 마감해야 할 대재앙이 언제 일어날지 모른다. 이미 그런 조짐이 보이고 있다.

게다가 인류는 끝내 밤을 없애려 하고 있다. 인류는 지금 우주의 질서에 역행하려는 엄청난 도전을 하고 있는 것이다. 인간이 지구상의 어떤 생물체보다 적응력이 강한 건 사실이지만 거기에도 한계가 있다. 그리고 그 변화는 몇 천, 몇 만 년에 걸쳐 서서히 일어나야 비로소 적응력을 길러 진화하는 방향으로 되어진다.

불행히 현대 사회는 너무나 빠른 속도로 변하고 있어서 인간이 미처 적응하기 위한 방어체제를 갖출 여유가 없다.

밤 늦은 연회나 파티, 새벽까지의 디스코는 이튿날 근무에 지장을 초래한다. 젊은 직원일수록 직장에서의 근무 자세가 더 흐트러져 있다. 낮 동안에 직장에서 꾸벅꾸벅 졸거나 비슬거리다 퇴근 무렵에서 눈에 생기가 도는 직장인이라면 도태 일보직전이라고 해도 과언이 아니다.

이건 단순히 근무 태만이라는 측면에서 볼 게 아니라 우주 질서에 역행하려는 무모한 도전으로 보자는 거다. 인간이 그 앞에 얼마나 무력하다는 걸 실감하게 될 것이다.

현대는 밤잠을 앗아가고 있다. 개인은 자신의 체질이나 생활 여건 등을 감안해서 '과학적인 대처'를 하지 않으면 안 된다. 밤샘을 하더라도 새벽 1~3시 사이엔 잠시 눈을 붙여야 한다. 그때가 하루중 가장 신체 활동도가 낮은 시간대이기 때문이다.

잠을 줄이려면 새벽 잠을 줄이고 그래도 모자라면 점심 후 낮잠으로 보충해야 한다. 수면은 제멋대로가 아닌 우주 질서 속에서 생각해야 한다.

제6장
주부들을 위하여

제6장 주부들을 위하여

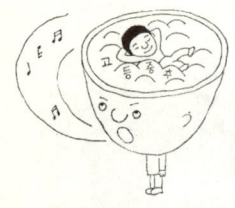

가정에는 변화가 없다. 단조로운 생활의 반복이 주부를
권태에 빠뜨린다. 밖으로 나가 적당한 자극을 받는 것도 대뇌 생리상
필요하다. 견문도 넓히고 외식도 해봐야 멋도 맛도 안다.
듣도 보도 못한 걸 만들어낼 수는 없기 때문이다.

주부들을 위하여

집은 좀 너절한 게 좋다

으리으리한 현대식 빌딩에 가끔 시골 아낙네들이 신발을 벗어 들고 들어오는 광경이 벌어진다. 신으라고 일러주면 조심스럽게 자기 발자국을 돌아보며 들어온다. 긴장과 당황으로 오히려 겁에 질린 듯한 표정이 안쓰럽다.

웃어? 그럴 일이 아니다. 아무리 세련된 국제신삽네 하고 우쭐대는 친구라도 외국 여행길에 한 두 번은 이런 촌스런 짓을 해본 경험이 있을 게다.

요즈음 도심의 고급주택 응접실이 꼭 이렇게 생겨먹었다. 멋진 가구며 장식에 눈이 황홀해진다. 깨끗이 정돈이 잘 되어 있어

보기만 해도 기분이 좋다. 그러나 그 뿐이다. 너무 잘돼 있어 실제 생활에는 오히려 불편하다.

좀 너절한 손님이 이런 집을 방문하면 민망스럽다. 자기의 남루한 옷차림에 신경이 쓰인다. 하얀 방석 위에 때나 묻히지 않을까 앉기가 두렵다. 재떨이도 너무 반짝거려 재를 터는데 선뜻 손이 가지 않는다. 행여 정돈된 것이 흐트러질까 몸놀림 하나가 조심스러워진다. 도대체 어디 한군데 인정이 담겨있음직한 데가 없다. 이 집의 주부는 사람으로 보이지 않는다. 이런 불편한 집에 용케도 산다 싶은 생각도 든다.

사실 지나치게 청결한 가정주부에게는 문제가 있다. 결벽증이라고도 하지만 이런 주부는 실제로 방문객을 싫어한다. 사람들이 찾아와 방을 어지럽히면 자기 마음을 어지럽히는 이상으로 괴로워한다. 집이 너무 깨끗하다는 건 손님 거절증이다. 이런 집에 눈치없이 자주 찾아갔다간 나중에는 참다못해 그만 오라고 정면으로 면박을 줄 테니 조심해야 한다.

이런 집은 아이들도 긴장의 연속이다. 어느 것 하나 마음대로 만질 수도 없다. 행여 부딪칠까봐 여간 조심스러운 게 아니다. 마음대로 뛰어놀 수도 없거니와 논 흔적이라도 남겼다가는 야단이 난다. 이래서야 소화도 제대로 안되거니와 건전한 발육도 기대할 수 없다.

사람이 사는 집이라면 우선 좀 너절해야 푸근한 기분이 든다. 의자 위에는 책도 펼쳐져 있고, 책상 위에는 마시다 남은 숭늉 그릇도 있고 말이다. 그래야 사람이 사는 훈기를 느낄 게 아니냐.

그러다 손님이 들어서면 좀 당황한 듯한 주부의 표정에서 우린 훈훈한 인정을 느낄 수 있는 것이다. '어머! 방이……' 하고 그때서야 대강 걷어치우는 주부의 뒷모습에서 생활인의 호흡을 느낄 수 있을 게다. 여기서 사람의 체취를 맡을 수 있다.

집 깨끗한 걸 가지고 시비냐고 따진다면 하긴 할말은 없다. 그러나 집이란 생활하는 공간이지 전시장이 아니란 것은 분명히 하고 싶다.

나는 우리 한국 가정의 응접실에 대해 불만이 많다. 소파나 탁자 배치에서부터가 불편하기 이를데 없다. 탁자는 소파 앞에 놓여 있고, 전등은 또 그 위에 달려 있기 때문에 커피잔을 잡을 때나 신문을 볼 때는 등을 일으켜 앞으로 구부리지 않으면 안 되게 되어 있다. 전등은 왼편 어깨 너머에 있어야 하고, 커피잔이나 재떨이는 오른손이 닿기 쉽도록 탁자를 옆에 두어야 한다. 대신 앞에는 발을 뻗을 수 있도록 스툴을 놓는다. 이것이 응접 세트 배치의 기본이다. 그러나 내가 방문한 한국 가정에서 이렇게 기능 위주로 배치된 응접실은 별로 본 기억이 없다.

응접실 장식도 천편일률적이어서 도대체 누구 집에 앉아 있는지 분간을 못할 때가 많다. 진열장의 장식용 상비품은 어느 집에 가나 비슷하다. 비행기에서 주는 작은 양주병들, 트로피, 감사장, 외국관광 기념품 등이 주종을 이룬다. 이름난 운동선수요 사회봉사도 많이 하고 외국여행도 잦은 명사의 상징이다. 여기다 전집 장서나 몇 질 꽂고 영문 백과사전이나 갖추면 명문 선비의 집이 된다. 이러니 진열장을 크게 잘 꾸며야 아파트가 잘 팔린다는 주택업자의 말이 이해가 간다. 주부의 품위는 응접실에 투영된다. 이것이 보기에는 좋을지 몰라도 생활하기엔 아주 불편하다.

　서양 가정의 응접실은 지극히 소박하고 엉성하다. 우리처럼 화려한 응접세트도 물론 없다. 눈을 위한 것이 아니고 철저한 기능 위주다. 앉으면 포근히 쉴 수 있는 마음의 휴식처로 그렇게 자연스러울 수가 없다.

　자기의 개성이나 가문의 전통을 존중한 그런 응접실이 보고 싶다. 남의 흉내가 아닌 자기 인품의 거울로서 말이다. 누구 집엔 무얼 했으니 나도 해야지 하고 덩달아 경주나 하듯 하면 주부는 하루도 마음 편할 날이 없다. 즐거워야 할 남의 집 방문이 질투와 경쟁심만 자극돼 돌아오는 길에는 배만 아프다.

　내친 김에 안방까지 들어가고 싶지만 체면상 여기서 그친다. 응접실은 주부의 얼굴이 아니고 마음이다. 과시의 경쟁장도 아니고 전시장도 아니다. 평범한 사람이 생활하는 공간이 응접실이다.

　스트레스를 키우는 곳이 아니고 푸는 곳이다.

집에 컴퓨터라도 있어야

　왜 여자는 모이면 말이 많을까?
　아동의 발달과정을 관찰하면 남자애들에 비해 여자애들이 말을 빨리 배우고 또 말수도 많다는 게 일치된 보고이다. 그러고 보면 선천적으로 여자들은 말이 많은 것 같다. 거기다 또 한 가지 중요한 요인으로 후천적인 사회 문화적 환경의 영향을 배제할 수 없다.

어느 문화권이든 여자는 참는 게 미덕으로 되어 있다. 억울한 일을 당해도 대들거나 싸워서는 안 되며 꾹 참고 속으로 삭여야 한다. 이것이 속에서 끓어 저절로 삭을 때까지 순종하게끔 강요된다.

이런 내면화 과정을 거치는 동안 참았던 사연들은 원래 형태와는 아주 달라진다. 훗날 이것이 표현될 때는 질투, 시기, 비방 등으로 나타나게 된다. 요즈음에는 많이 달라지고 있지만 아직도 이런 억압에 의한 문화적 부산물은 여자들 세계에 뿌리 깊이 남아 있다.

그래서 여자는 모이면 가십을 잘 만든다. 화제가 궁하면 남의 험담이라도 늘어놓기가 일쑤다. 스캔들이란 입으로 옮기는 동안 풍선처럼 부푼다. 더욱 신기한 것은 여자들이 이런 말들을 잘 믿는 경향이 강하다는 사실이다. 제한된 사회활동으로 인해 사물을 주관적으로 평가하는 경향 때문이다.

객관화시켜 상대방의 입장에서 생각해 보는 마음의 여유가 없다. 사물을 보는 눈이 직감적이고 감정적인 경향이어서 이성적인 판단을 하는 데 소홀한 편이다. 이런 요인들 때문에 엉뚱한 소문을 액면 그대로 받아들이는 우직성도 있고, 그래서 쉽게 흥분하고 분개하기를 잘한다.

내용이야 무엇이 되었든 그래서 여자들은 모이면 말이 많다. 주부에게는 무엇보다 아쉬운 게 말벗이란 사실이 이해가 간다.

이웃 일본에서 주부들을 상대로 한 조사를 보면 전후 경제수준이 향상되면서 가장 고통스러운 게 대화의 상대자가 없다는 불만이었다. 흥미있는 것은 대화의 상대자로서 남편이라고 한 사람은 경우 13% 뿐이고 절대 다수가 자기와 비슷한 이웃 주부였다는 사실이다. 주부로서의 고민을 이해할 수 있는 사람은 남편도 자녀도 아닌 같은 처지의 주부라는 사실이다.

이제 우리도 도시화에 따라 이웃과의 단절이 여러 가지 사회 문제를 낳고 있다. 혼자 집을 지켜야 하는 외로운 주부에게는 무엇보다 큰 고민이 아닐 수 없다.

인간에게는 누군가가 절실하게 필요한 순간이 있다. 누군가 자기 이야기를 들어줄 사람이 필요한 순간이다. 단 한 사람이라도 자기를 이해해 줄 수 있는 사람이 없다는 건 불행이다. 무서운 고독에 자살까지 하게 되는 비극이 온다.

그래서 현대사회에서는 남의 이야기를 들어주는 신종 직업이 생겨났다. 상담가도 그렇고 정신과 의사도 그런 범주에 속한다. 엄청난 돈을 치러 가며 자기 이야기를 들려주려고 전문가를 찾는다.

도시생활에서 꼭 필요한 사람이 많기야 하지만 자기 처지를 이해해 주고 자기 이야기를 들어 줄 사람이 누구보다 중요하다. 그런 사람이 있다는 것만으로도 마음 든든하다. 꼭 무슨 해결이나 해답을 주는 사람이 아니어도 좋다(사실 그런 사람은 없다). 그저 진지하게 들어만 주는 사람이면 된다. 불안한 현대생활에 꼭 갖추어야 할 필수품이다.

남자들이야 화가 나거나 억울한 일을 당하면 술을 마신다. 운동을 해 풀 수도 있고, 그래도 기분이 안 차면 미친 척하고 발광을 부릴 수도 있다. 그리고 직장에는 좋은 동반자가 되어 줄 동료들이 있다. 그러나 여자에게는 이런 것들이 극히 제한돼 있기 때문에 풀 수 있는 길은 비슷한 주부끼리 모이는 수밖에 없다. 그래서 현명한 주부는 좋은 대화 상대자가 있기 마련이다.

유익한 생활 정보의 교환을 위한 대화가 아니라도 좋다. 가십도 좋고 스캔들이면 어떠냐. 내용 자체에 신경만 쓰지 않는다면 이거야말로 좋은 정신 치료제가 될 수 있다. 그러나 이것을 근거로 화제가 되는 주인공의 인품을 그대로 판단해 버리거나 또는 자신에 관한 일이라고 신경을 쓰는 날이면 대화를 통해 얻는 것보다 잃는 게 더 많다.

그냥 모여 속시원히 털어놓으면 된다. 집에 돌아와서까지 이걸 연상시키는 버릇만은 없어야겠다. 현명한 주부는 그러한 이야기를 언제 했느냐 하고 까맣게 잊어버린다. 가십에 무슨 진한 의미가 있는 것도 아니다. 그저 그렇게 말하는 것뿐이다.

요즈음처럼 신흥 개발지구에 외딴 주택이 들어서 이웃이 없을 때는 컴퓨터라도 있어야 한다. 인터넷과 친해질 수 있다면 더할 나위 없다. 요즘 유행하는 사이버동호회 활동에 참가하든지, 취미생활이나 관심분야를 찾아 정보의 바다를 헤치고 다니다 보면 외로움이 찾아들 틈이 없을 것이다.

하지만 아무리 그래도 주부는 외롭다. 그래서 현명한 주부는 이웃을 존중한다.

따분할 때는 노래를 불러라

시골 농사일은 힘이 들어서라기보다 너무 단조롭기 때문에 권태에 빠진다. 밭을 매든 모를 심든 하루 종일 같은 동작의 되풀이이다. 그래서 예부터 농가에서는 노래가 있어 왔다. 신나는 것도 있고 구성진 가락도 있다. 그러나 어느 쪽이든 효과는 같다. 떼지어 함께 부르는 노래에 농부의 손은 멎을 줄 모른다. 혼자 하는 사람에 비해 이런 집단 농경이 훨씬 능률적인 이유도 노래가 있기 때문이다.

사람이 사는 곳에는 노래가 있게 마련이다. 그리고 경우에 따라 부르는 노래가 다 다르다. 나라의 국가, 군대의 군가, 학교의 교가 등 수없이 많다. 힘찬 응원가를 불러 선수의 사기를 높이는 것도 노래다. 묘한 CM송은 상품 선전에 커다란 몫을 한다. 연속극에도 주제가가 먼저 나온다. 극의 내용보다 애조 띤 멜로디로 시청자의 마음을 사로잡기만 하면 그 작품은 성공한다.

데모에도 구호가 있다. 같은 구호를 외치며 영차영차 하고 행진하는 동안 점점 열기가 가열돼 투석도 하게 되고 방화도 서슴지 않는다. 늘어진 사람에게 활력을 주고 겁많은 병사에게 용기를 주며 얌전한 사람을 폭군으로 만드는 이런 노래의 마력은 어디서 연유되는 것일까?

이 기전은 물론 대뇌중추에 있다. 같은 톤이나 크기의 반복적인 소리의 자극에 대뇌의 고등중추가 쉽게 피로해지기 때문이다. 노래를 부르되 한 번에 그쳐서는 소리의 효과가 없고, 같은 조의 노래를 반복해야만 되는 이유도 이 때문이다.

  기차가 달릴 때 나는 단조롭고 규칙적인 소리에 잠이 오는 것도 고등중추가 쉽게 피로해지기 때문이다. 그러다 막상 기차가 정거하여 조용해지는 순간 오히려 잠이 깨어버린다. 주기적인 자극이 끝난 게 오히려 자극이 돼 잠이 깬 결과이다. 기차소리보다 더 조용한 옆 사람의 이야기가 짜증스럽고 수면 방해를 일으키는 것도 이것이 불규칙적이기 때문이다.

  고등중추를 피곤하게 만드는 것은 정신적 긴장이나 스트레스도 있지만, 그 기능을 저하시키는 데는 같은 자극을 반복하는 것도 효과적인 방법이다. 그렇게 될 때는 이성도 마비되고 판단력·사고력도 모두 떨어져서 무비판적으로 된다. 이 틈을 타서 그 아래 억압되었던 하위중추가 해방된다. 이쯤 되면 사회적 규범이나 윤리·도덕은 아랑곳없이 자기 본연의 순수한 감정 상태로 된다.

  본능적 욕망이 담긴 하위중추라 해서 반드시 골칫거리는 아니다. 궁극적으로 인간은 하위중추의 만족을 위해 살고 있다. 경우에 따라서는 거추장스런 고등중추를 살짝 마비시켜 놓을 필요도 있다. 스트레스에서 해방된다는 건 따지고 보면 고등중추의 지나친 비판적 태도에서 벗어난다는 뜻이다. 고등중추가 너무 별나게 설쳐도 우린 잠시도 마음 편히 지낼 수가 없다.

  집안 청소를 하고 가사를 돌보는 일이 그리 신나는 일이야 아닐 게다. 여기에다 설상가상으로 고등중추의 자기 비판이 가해지면 사태는 더욱 악화된다. 어려운 대학을 나와 그래 기껏 한다는 게 부엌일이냐, 배운 사람으로서의 긍지도 없느냐, 밥이나 해먹는 일에 무슨 보람을 느낀다고 그 모양이냐! 주부의 이런 지적 갈등은 고등중추의 장난이다. 이놈의 횡포가 심할수록 가사일은 더 짜증스러워진다. 이런 갈등을 별다른 생각없이 할 수만 있어도 집안일 자체가 그렇게 따분하고 권태롭지는 않을 게다.

이럴 때 필요한 것이 노래다. 기왕이면 신나는 군가나 행진곡이 좋다. 그래서 고등중추의 지적 갈등을 진정시켜야 권태에서 해방될 수 있다. 리듬에 맞춰 방안을 돌아보라. 처음에는 좀 싱거울 수도 있다. 그러나 그건 잠깐이다. 고등중추의 별난 횡포가 진정되면서 하위중추의 기가 살아나면 기분은 활기에 넘칠 것이다.

우리는 무언가 걱정거리가 있을 때 나도 모르게 노래가 나온다. 밑도 끝도 없는 청승맞은 가락을 하루 종일 입 속에서 웅얼거린다. 날카로워진 고등중추를 진정시키기 위한 무의식적인 방어 본능이다. 일종의 정신치료이다.

복고조의 노래가 다시 유행하는 것도 이런 기전에서이다. 고등중추에서 노래의 가사는 이미 잊었어도 하위중추에 박힌 리듬은 좀처럼 잊혀지지 않는다. 흘러간 노래를 들으면 잊혀진 리듬이 되살아나면서 마음은 옛날 동심의 세계로 돌아간다.

따분할 때는 노래를 불러라. 동요도 좋고 신나는 군가면 더욱 좋다. 따분한 생각이 안나게 하는 데는 노래가 좋다.

참기를 잘한다고 착한 주부는 아니다

'참으면 병 된다'는 말이 있다. 모든 노이로제의 밑바닥에는 풀리지 않은 화가 깔려 있는 걸로 정신과 의사들은 보고 있다. 화가 나면 화풀이를 해버려야지 이걸 참고 묵히면 나중에 병이 된다는 이야기이다.

홧병은 우리 민간에서 예부터 널리 알려져 온 질병 개념이다. 참는 것이 생활의 전부였던 한국 주부들에게 특히 많은 병이다. 화가 속으로 들어가면 홧병이 된다고 한다. 속앓이, 골병, 속병 등은 모두 이 홧병 증세이다. 가슴이 답답하고 속에서 뭔가 치받쳐 오는 것 같다. 입맛도 없고 머리가 무겁다. 병원에 가 검사를 해도 정상이니 그냥 돌려보낸다.

민간에서 잘 알려진 병인데도 의학사전에서 그런 병명은 찾아볼 수가 없다. 요즈음 양의(洋醫)들은 홧병은 병이 아닌 걸로 알고 있다. 시골 아낙네의 막연한 이야기니까 그저 건성으로 들어넘기는 게 의사들의 태도지만 홧병은 분명히 병이다.

화를 참는다고 어째서 병이 되는지 검토해 보자.

화가 나면 곧 적대감이 생긴다. 화를 내게 한 사람에 대한 증오심과 함께 복수심·적대감이 생기는 게 화난 사람의 심리상태이다. 그러면 싸울 준비를 갖춰야 하는 생리적 반응이 뒤따른다. 아드레날린이 분비되고 교감신경이 흥분상태로 된다. 이가 갈리고 사지가 떨린다. 열이 오르고 가슴이 뛴다. 이러한 생리적 긴장상태는 적당한 화풀이를 통해서만 해소가 된다.

그런데도 이걸 참고 그대로 삭히라니 생리적인 무리가 올 건 뻔한 이치다. 긴장이 계속되니 혈압이 오르고 근육에 피로가 온다. 위 운동이 저하되고 위액 분비도 떨어지니 속앓이 증상이 온다. 잠시 잊었다가도 문득 그 일을 생각하면 이런 현상은 또 일어난다. 이게 장기간 계속될 때 소위 홧병이라는 전형적인 증상이 온다. 따라서 홧병은 참는 것을 미덕으로 강요당하는 여자에게 더 많으리라고 쉽게 추정할 수 있다. 표현을 잘 해 버리는 서양 사람에게는 홧병이 잘 생기지 않는다. 몇 해 전 내가 조사, 보고한 바로는 여자에게 약 6배나 더 많았으며 또 홧병의 원인이 주로 남편의 외도 때문인 경우가 가장 많았던 건 지극히 한국적인 현상이라 하지 않을 수 없다. 그러나 남편의 외도에 울고불고 동네 시끄럽게 떠드는 주부에게는 홧병이 생기지 않았다. 화가 나도 참기만 하는 착한 주부에게 홧병이 많은 것도 그 생리상 이해가 된다.

　참기를 잘한다고 착한 주부는 아니다. 어떤 주부는 남편에 대한 불만이 있어도 한 마디 표현 않고 차곡차곡 모아 두었다가 끝내 교정이 안될 때 드디어 폭발시키는 소위 '가시수집가' 형이 있다. 착하기만 하던 아내로부터 떨어진 날벼락이다. 몇 년 전 일까지 들추어 가며 따지고 덤비는 통에 남편은 어안이 벙벙해진다.

　"아니, 그게 그리도 불만이었다면 진작 좀 말하지 그랬어. 이제 와서 저 야단이니……."

　남편은 어이없이 당한 셈이다. 아내가 싫은 기색이라도 보였

더라면 그런 것쯤 고칠 수도 있었다. 귀가 시간이 늦은 게 그리도 불만이었다면 한 마디 말이라도 했으면 될 게 아니냔 말이다.

　화가 날 때는 솔직히 그대로 이야기해야 한다. 눈치로 알아달란 억지는 부리지 않는 것이 좋다. 오랫동안 싫은 걸 참고 견디자니 아내에게도 홧병이 생기겠지만 그보다 더 큰 고민은 불쌍한 남편의 향후 문제이다. 이젠 매사 조심을 해야 한다. 또 무슨 일 때문에 날벼락이 떨어질 지 모르니 발걸음 하나까지도 조심스러워진다. 서로가 눈치를 보고 살얼음 위를 걷듯 하는 이런 가정이라면 아예 없는 것만 못하다.

　가정이란 긴장을 풀고 휴식하는 곳이지 긴장을 쌓아 병을 만드는 곳은 아니기 때문이다.

　실수를 몰래 기록해 두었다가 한방에 터뜨려야 효과가 있을 줄로 알지만 이건 천만의 말씀이다. 언젠가는 혼내줘야지 하고 벼르는 심리 상태에서는 남편이 자꾸 실수해 주길 기다리게 된다. 그래서 은근히 함정을 파놓고 그쪽으로 몰아넣기도 한다. 오늘이야말로 늦으면 터뜨려야지 하고 벼르던 중에 요행이 남편이 일찍 들어오면 반갑기는커녕 얄밉기 그지없다. 폭발시킬 명분이 없기 때문이다. 그래서 또 참자니 더욱 화만 치민다.

　참는 것만이 꼭 미덕은 아니다. 참는다는 건 생리적으로 교감신경의 흥분 상태가 계속되므로 이 자체가 스트레스가 되어 우리 몸에 여러 가지 부작용을 가져온다. 화가 날 때면 적당한 선에서 발산이 되어야지, 쌓였던 화가 한꺼번에 폭발하는 날이면 감당할 수 없게 된다.

삽으로 막을 수 있는 걸 방치했다 제방이 터지면 가마니로도 못 막는 법이다. 평생을 두고 후회할 일도 화가 났을 때는 서슴없이 해버리는 게 대뇌의 생리이다. 마음에 없는 말도 마구 지껄이게 된다. 그래서 싸움이 끝난 후에도 상대방의 입장에서는 그때의 그 말이 영영 잊혀지지 않아 이것이 씨가 되어 결국 파경에 이르기도 한다.

화는 적당히 났을 때 솔직한 대화로 처리하는 생활의 슬기가 필요하다. 그렇다고 사사건건 신경질을 부리라는 이야기는 물론 아니다.

화날 적마다 화풀이를 한대서야 어떤 인간관계도 성립될 수 없다. 아무리 친밀한 인간관계도 참는 데서 비롯된다는 사실도 아울러 생각해야 한다.

현명한 주부는 외출이 잦다

다른 일에는 비교적 관대한 남편이 아내의 나들이에만은 지나치게 신경질적인 경우를 본다. 집에 무엇 하나 잘못 되어가는 일이 있으면 이건 전적으로 주부가 집을 비운 탓으로 돌린다. 심하면 주부의 나들이가 곧 패가의 징조나 되는 것처럼 흥분하는 친구도 있다. 동창회다 계다 하고 몰려 다니니까 괜히 허영심만 자극되고, 그것이 곧 물가고를 부채질하고 가사에 소홀하니까 문제아가 생긴다고 야단들이다.

나에겐 이해가 안가는 얘기다. 어쩌자고 주부만 이렇게 들볶아대는지 알 수 없다. 잘못된 것은 모두 주부 탓이다. 특히 주부의 잦은 나들이가 마치 모든 사회악의 근원이나 되는 것처럼 울분을 터뜨린다. 매스컴조차 덩달아 히스테리다.

결론부터 말하자면 주부의 나들이는 잦아야 한다. 집에 앉아 신문, 라디오만으로 필요한 시장정보를 얻을 수는 없다. 상품의 평가며 소비자의 의견도 이런 모임에서 들을 수 있다. 며칠만 나가지 않으면 당장 시장에 쏟아져 나오는 새로운 상품의 용도조차 모르는 바보가 된다. 효율적인 가계 운영을 위해서도 여러 사람으로부터 빠르고 폭넓은 정보를 입수하지 않으면 안 된다.

불행하게도 가정이란 직장에는 동료가 없다. 동료 없이 혼자 일을 해야 하는 직장만큼 괴로운 것도 없다. 직장에서 맡은 일을 하면서도 옆자리의 동료와 대화를 할 수 있다는 건 무척 즐거운 일이다. 직무에 대한 의견도 서로 묻고 토론하고 그리고 잠시 나누는 휴식시간의 짧은 대화는 그렇게 아쉽고 흐뭇할 수가 없다.

직장에는 동료가 있으므로 든든하고 하루 일과가 지루하지 않다. 그래서 직장 동료란 직무를 수행하는 기능적 관계를 넘어 정신 건강에도 대단히 중요한 의미를 갖는다. 그런데 가정이란 직장은 혼자 지켜야 한다. 철부지 않으면 늙으신 부모뿐이다. 주부란 외로운 직업이다. 그렇기 때문에 자신의 건강을 위해서나 주부의 기능을 원활히 하기 위해서도 밖으로 나가 동료들을 만나야 한다.

현명한 소비는 곧 생산이다. 주부들이 나돌아다니며 돈을 뿌리기 때문에 물가가 오른다고 한다. 이런 경제이론도 성립할는지 문외한인 나로서는 알 수 없지만, 그렇다고 주부가 돈을 안 쓰면 누가 써야 하는가쯤은 묻고 싶다. 현명한 소비를 위해 주부의 발길은 바쁘고 피곤하다. 그들은 한 가게만 들르지 않는다. 이곳 저곳 두루 다니며 값이며 질을 비교하지 않으면 안 된다. 그런데 사회의 눈에는 그들이 마치 할 일 없이 빙빙 돌아다니거나 하는 것처럼 보이는 모양이다.

주부의 나들이가 못마땅한 이유는 또 있다. 행주치마 물고 눈물짓던 옛날 엄마에의 향수가 아직 남아 있기 때문이다. 그래서 괜히 요즈음 주부의 화려한 나들이에 가벼운 저항감을 갖게 된다. 세상 남자들에게는 그들이 어디론가 도망이라도 갈 것 같은 막연한 불안감이 드는 모양이다. 주부에게 억울한 누명만 씌웠지 자기 되어가는 꼴은 까맣게 모르고 있다.

요즈음 똑똑하단 남자치고 주민등록등본 한 통 제대로 떼어올 줄 아는 사람은 그리 많지 않다. 동사무소가 어디 있는지도 모르며, 심지어 아이들의 학교 이름조차 모르는 남편들에게 무얼 믿고 일 하나 제대로 시킬 수 있단 말인가. 그러면서 주부의 외출 운운하니 참 딱한 친구들이다.

주부는 열심히 다녀야 한다. 여러 가지 풍물을 보고 배우고 느껴야 한다.

아버지와는 대화가 되는데 엄마와는 통하지 않는다는 게 아이들의 푸념이다. 아이들뿐만 아니다. 10년 동안 결혼생활을 한 어느 남편의 불만은 가히 비극이다. 신혼 당시에는 그렇지 않았는

데 요즈음 들어 아내는 교육적으로나 사회적으로 너무 낙후돼 이제는 대화마저 되지 않는다는 하소연이다. 부부 사이의 이런 갭은 해가 갈수록 커져서 때로는 파경에 이르기도 한다.

이웃 일본의 경우 실제로 이러한 갭이 문제가 되어 이혼하는 부부가 해마다 증가하고 있으며, 아내가 직장을 갖지 않는 경우 더욱 현저한 추세에 있다는 보고다.

부부는 균형있는 성장을 해야 한다. 나이가 들수록 부부란 아기자기한 애정보다 서로 믿고 대화하는 반려자로 된다. 그럴려면 주부도 배워야 한다. 사회의 변화에 비해 10년도 더 뒤떨어진 보수적인 곳이 가정이다. 그런 곳에만 파묻혀 지내다 보면 다른 가족과의 대화가 안될 건 뻔한 일이다. 주부는 다녀야 한다. 직장의 남편이 무얼 생각하며 어떤 어려움이 있는가도 이해할 수 있어야 내조도 할 수 있다.

가정에는 변화가 없다. 단조로운 생활의 반복이 주부를 권태에 빠뜨린다. 밖으로 나가 적당한 자극을 받는 것도 대뇌 생리상 필요하다. 견문도 넓히고 외식도 해봐야 멋도 맛도 안다. 듣도 보도 못한 걸 만들어낼 수는 없기 때문이다. 딸 가진 집에서는 잘해 먹어야 된다는 이야기도 그래서 생겼는지 모른다.

최근 여성의 사회교육에 차츰 눈을 돌리고 있는 것은 정말 환영할 일이다. 앞서가는 기업체에서는 직원들 부인을 위한 교육프로그램에 열을 올리고 있다. 흐뭇한 이야기이다.

하루 종일 집에만 앉아 단란한 가족시간을 기다리는 주부는 행복하다. 그러나 불행히 부푼 기대가 충족이 안될 때의 욕구불만이나 허망감은 말할 수 없이 괴로운 것이다. 자기 세계가 없는 주부일수록 저녁시간에 거는 기대가 크다. 그럴수록 불만도 커질 것은 물론이다. 직장 여성은 가정에 대한 불만이 적다고 한다. 이러한 사실은 이들 주부에게는 좋은 교훈이 될 게다.

이제는 집에서 기다리는 주부가 아니고 밖에서 찾아야 하는 시대가 온 것이다.

욕구불만은 돈과 비례한다

당신은 동전 한 닢 없이 백화점에 가본 적이 있습니까? 그냥 지나치는 길에 하는 아이 쇼핑이 아닌 일부러 그렇게 해본 적이 있느냐는 말이다. 해본 사람이면 이거야말로 신나는 일이란 걸 경험했을 게다. 그렇게 마음이 편할 수가 없다. 진열대에 있는 상품이 모두 비매품으로 보인다. 어차피 못 살 거니 생각하면 아예 욕심조차 나지 않는다. 마음이 가볍다.

도자기점에도 들러본다. 언제나 망설이던 곳이다. 난 도자기를 좋아한다. 특히 이조백자는 나를 황홀하게 만든다. 그러나 우리 집엔 모조품 조차도 한 점 없다. 그래서 가게에서 보는 걸로 즐길 수밖에 없는데, 그러나 이것도 속 편히 안될 때가 있다. 주머니에 몇 푼 있을 때는 사고 싶은 욕심이 생기기 때문이다.

결국에는 돈 한 번 만져보고 그릇 한 번 만져보다가 끝내는 안 사고 돌아나오곤 한다. 그럴 때마다 내 못난 주변머리를 탓한다.

'나중에야 어떻게 되든 그리 소원이라면 사지 그래!' 이렇게 용감해질 때도 있다. 그러나 이런 충동에 못 이겨 덥석 사는 날이면 몇 달 적자생활을 해야 한다. 생각이 이쯤 미치면 난 소스라치게 놀라 허둥지둥 그곳을 빠져 나온다. 마음 한 번 약해지면 망할 판이다. 견물생심이라더니 아예 안 보는 게 속 편하다. 난 이래서 도자기 집 앞을 지나칠 때마다 괜히 망설이게 된다.

그러나 오늘은 주머니에 돈이 없으니 망설일 것도 없다. 그렇게 당당해질 수가 없다. 이렇게 용감한 나 자신을 보고 깜짝 놀라곤 한다. 수십만원짜리도 서슴지 않고 만져보고 흥정도 해본다. 난 절대로 이것을 살 수 없다는 확실한 방어무기가 있기 때문이다. 그러니 백화점 어느 구석에도 자신에게 갈 수 있다. 이젠 움츠렸던 졸장부는 아니다. 개선장군처럼 도도한 자세로 휘둘러 보는 거다.

사실 내가 도자기를 살까말까 망설이게 된 것도 극히 근년의 일이다. 대학 전임강사 시절에는 아예 엄두도 낼 수 없었기 때문에 마음이 편했다. 그때만 해도 난 아무 갈등 없이 도자기 가게에 드나들 수 있었다. 산다는 건 상상도 못해 봤기 때문이다. 그러던 것이 개인병원으로 옮겨 몇 푼 더 받게 되고 보니 슬슬 욕심이 생긴다. 그렇다고 아무거나 덜컥 살 수 있는 형편까지는 못되고 보니 갈등만 커진 셈이다. 아예 없을 때는 마음이 편했는데 말이다.

욕구불만은 주머니 돈과 비례한다. 인간의 욕구는 끝이 없다. 간조뇌의 욕구중추는 욕심이 있는 한 계속 자극되기 마련이다. 돈이 많을수록 불만도 많아지게 되어 있다. 이건 국가적 차원에서도 마찬가지이다. GNP가 높아진다고 GNS(Gross National Satisfaction)가 같이 따라 높아지지는 않는다. 오히려 반비례 될 수도 있다.

살까말까 하는 갈등은 주머니 돈이 있는 데서 비롯된다. 돈이 많을수록 사고 싶은 욕망도 많아지고 따라서 이걸 누르기 위해 더 많은 갈등이 생긴다.

냉장고가 처음 나왔을 때만 해도 서민들에게는 그림의 떡이었다. 그러나 쇠푼이나 있는 사람에겐 먹을 수도 있는 떡이다. 그렇다고 덥석 살 형편은 안되니 욕구불만이요 갈등이다. 그래서 여러 가지 심리적 제동을 걸어 사고픈 충동을 억제하지 않으면 안 되었다.

'아무래도 우리 형편엔 과해' 하는 경제적 제동이 먼저 걸린다. '그런 건 필요없어' 하는 지적 제동, '낭비는 말아야지' 하는 윤리적 제동, '저 물건은 형편 없어' 하는 심리적 부인, 그리고 끝으로 남을 기준으로 하는 외발적 제동(外發的制動)이 걸린다. 즉 '옆집도 아직 안 사고 큰집도 아직 안 샀는데' 하는 심리이다.

무얼 사고 싶은 충동이 일어날 때마다 이렇게 많은 제동을 걸어야 하니 이 자체가 커다란 스트레스가 될 게 뻔하다. 사람마다 이런 제동이 잘 작용하는 한 냉장고는 팔리지 않는다. 장사꾼의 입장에서는 이 제동 장치야말로 방해물이다.

그래서 어떤 방법으로든지 이 중 어느 것이라도 풀려고 노력한다. 선전이라는 괴물이 그것이다. 그런데 신기하게도 한국 사람에게 제일 풀리기 쉬운 제동은 다른 사람을 기준으로 하는 외발적 제동이다. 부화뇌동이 우리 특산물이다.

장사꾼은 이런 약점을 노려 선전한다. 인기인을 등장시켜 냉장고에서 시원한 음식을 꺼내 먹게 한다. 그리고 누구도 샀다, 누구도 샀다 하고 선전을 한다. 그러면 반동적으로 '나도 사야지' 하는 마음이 생겨 외발적 제동이 풀린다.

일단 한 가지 제동이 풀리면 다른 제동 기능은 쉽게 약화 소실된다. '그 집에서도 샀는데 우리 형편에 못 살 것도 없지' 하고 경제적 제동이 풀린다. '아무래도 냉장고는 있어야지' '그건 사치품이 아니야, 생활 필수품인걸' 하고 지적 윤리적 제동이 연쇄적으로 풀려버린다. 이쯤 되면 너도나도 몰려들어 물건이 없어 못 파는 수요 폭등이 생긴다. 지난해의 에어컨도, 요즈음의 자동차 특수도 모두 이런 현상에서 비롯된다.

주머니에 돈이 있으면 사고픈 욕구와 제동장치 사이에 끊임없는 갈등이 생긴다. 잠시도 스트레스에서 해방될 수 없으니 마음이 편할 수 없다.

텅빈 주머니로 백화점에 가보라. 갈등도 없고 마음도 가볍다. 초연한 마음에 모든 게 내 것 같다. 불가(佛家)의 '무소유(無所有)가 유소유(有所有)'란 말이 실감날 게다.

부지런한 주부는 낮잠을 잔다

주부는 노는 시간과 일하는 시간이 분명치 않다. 일을 할 때도

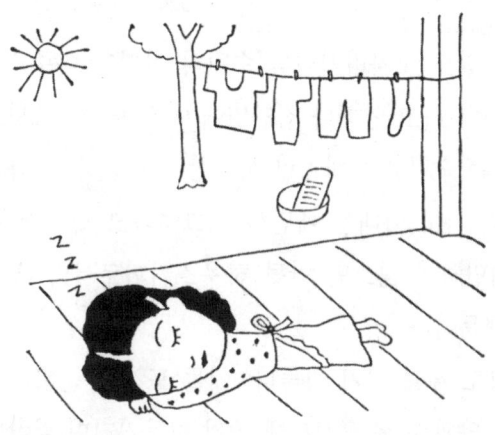

얼른 보면 힘든 일도 아니어서 그저 빈둥거리는 것 같기만 하다. 원래 가사일이란 땀을 뻘뻘 흘리거나 사무실에서처럼 정신없이 바쁘게 해야 할 일도 아니다.

어떻게 보면 노는 것 같기도 하다. 해야 빛도 안 나고 끝도 없다. 보수도 없거니와 칭찬도 없다. 핀잔이나 안 들으면 다행이다. 하는 일 자체가 화끈하지도 않거니와 일정한 스케줄에 의해 하는 일이 아니어서 인정받기 힘들다.

쉬려면 쉴 수도 있지만 어떤 의미에서 주부의 하루는 24시간 비상이다. 남편이야 귀가하면 종일 일을 했습네 하고 신문이나 뒤적이다 자면 그뿐이다. 하지만 주부는 집안의 모든 뒷바라지를 다하고 나서야 잠자리에 들 수 있다.

때로는 남편의 술바라지에, 수험생이라도 있다면 애들 시중을 들어야 하는 등 주부에게는 퇴근이 따로 없다. 새벽 두 시에 깨워달라는 아이도 있으니 아예 잠을 포기하고 기다려야 한다.

예외가 있긴 하지만 대개의 주부들은 만성 수면부족 상태에 있다. 수면시간도 모자라거니와 수면의 질마저 아주 낮다. 밤중에도 잠을 깨야 하고 언제나 집안일에 신경을 쓰지 않으면 안 되는 주부로서는 숙면을 취하기란 사실상 불가능하다. 남편은 신경이 둔해서 잘 자고 아내는 예민해서 그렇다고 하지만 주부의 입장에서는 예민하지 않으면 안될 하우스키퍼로서의 책임이 밤중에도 있기 때문이다.

주부는 밥도 제때 먹기 힘들다. 애들 도시락 준비나 뒷치닥거리는 그래도 약과다. 출근시간에 쫓겨 허둥거리며 일어난 남편의 시중까지 들다 보면 아침 한때는 무슨 전쟁이라도 치르는 기분이다. 그러다 보니 아침이 늦어지고 점심맛도 없어진다. 저녁에는 가족의 귀가시간이 모두 다르니 그때마다 밥술을 들었다 놓았다 할 판이다. 이것들 모두가 주부에게는 커다란 스트레스이다.

우리의 신체는 일정한 주기에 따라 활동하게 되어 있다. 심장은 1분에 70번, 호흡은 20번 한다. 한 끼를 먹으면 4~5시간 후에는 다시 배가 고프다. 여자의 경우 이 주기는 매우 복잡하고 정교하다. 4주를 한 주기로 하는 생리현상도 단순하지가 않다. 여러 가지 여성 호르몬의 질적 양적 변화가 일정한 주기에 따라 일어나며 그때마다 온몸엔 무척 섬세한 반응이 생긴다.

이래서 여자는 외부 자극에 민감하게 반응하며 생활의 리듬을 잃으면 이것이 곧 생리현상에 변화를 가져와서 자율신경계의 부조증이 온다. 카메라도 고급일수록 고장이 잘 난다. 남자에 비해 더욱 정교한 신체적 구조를 갖고 있기 때문에 무리한 일은 피해야 하며 곱게 다루지 않으면 쉽게 고장이 난다.

수면의 작은 변화에도 여성은 당장 지방층에 변조가 와서 화장이 잘 받지를 않고 얼굴이 거무스레해지며 여드름이 생긴다. 심하면 소화도 안 되고 생리도 불순해진다. 여자에게 더 충분한 숙면이 필요한 게 생리적 현상인데 불행히 우리 주부들은 그렇지 못하다.

밤에 모자라는 수면을 낮잠으로밖에 보충할 방법이 없다. 특히 여름철에는 주부가 아니라도 밤에 숙면이 어려우므로 학교나 직장에서도 낮잠을 자게 하는 배려는 능률면에서나 건강면에서나 아주 이상적이다.

사실 잠은 짧게 그리고 자주 자는 게 생리적이다. 주부가 낮잠을 잔다면 부족한 밤잠을 보충하는 소극적 의미에서가 아니다. 수면 생리상 오히려 효과적이다. 시부모님을 모시는 가정에선 낮잠에 대한 낡은 인습 때문에 눈치를 봐야 하겠지만 어떻게 해서라도 이해를 시켜야 한다. 눈 딱 감고 자는 거다. 그렇다고 몇 시간을 자는 건 아니다. 낮잠은 짧을수록 좋다. 길면 오히려 숙취 현상이 와서 더욱 피곤해진다. 그러나 안 오는 잠을 억지로 수면제를 써가며 낮잠을 자서야 말이 안 된다.

주부의 기능상 하루 생활이 무질서하게 될 가능성이 참 많다. 그럴수록 일정한 스케줄을 만들어 생활 전체에 리듬을 갖고 활동하도록, 하루 또는 일주일의 설계를 하는 건 생리적으로 꼭 지켜야 할 일이다.

주부가 건강해야 온 가족이 건강할 수 있기 때문이다.

가정부여, 안녕

 경비원이 문을 지키고 몇 계단을 엘리베이터로 오르내리고, 히터·에어컨에 스위치 하나로 밥이며 세탁까지 척척 자동이다. 전화만 들면 두부 한 모, 맥주 한 병까지 배달해 준다. 이래도 불편해 하는 가정부가 있고, 느즈막하게 일어나면 김 기사는 밖에서 사모님 점심 행차를 기다린다. 지상 낙원이 이 말고 또 있으랴. 세계를 둘러보아도 이보다 더 편한 주부는 보지를 못했다.

 외국인이 한국에서 얼마를 살다 보면 본국에 돌아가지 않으려 한다. 한국이 좋아서 그럴 수도 있겠지만, 다른 일면에선 작은 돈으로 이런 귀족 행세를 할 수 있는 재미도 무시할 수 없다. 사실 미국 같은 나라만 해도 이 정도로 편한 생활을 하려면 백만장자도 감당할 수 없는 엄청난 돈이 든다.

 하긴 우리나라에도 이런 복많은 주부가 수적으로 그리 많지는 않다. 그런데도 구설수가 많고 아프기를 잘하기로는 이런 고급 주부들이 단연 제일이다. 뚜렷이 아픈 데도 없이 아프다. 잠이 안 오고 소화불량에 두통 증상이 특징이다.

 이런 3대 증상을 '고급 주부 증후군'이라 부른다. 편한 주부에게 많은 병이다. 남자에 비해 여자의 노이로제가 3배나 많고, 또 신경안정제 복용도 남자보다 4배나 많다는 의학적 보고는 주목할 일이다.

 병뿐 아니다. 사회 비판의 상대역으로도 헤비급 챔피언이다. 이런 고급 주부들의 행각은 허영이니 사치, 낭비니 하는 제목으로 신문을 화려하게 장식하는 단골 메뉴다. 치맛바람이니 복부인·골부인 하는 사회지탄에도 으레 등장한다. 억대도박이니 불륜이니 하는 뒷골목에도 물론 빠질 수 없는 존재이다. 가히 약방의 감초다.

우리 사회에서 가장 동정을 못받는 소수 귀족집단이다. 고급 아파트 주부들이 다 이렇지는 않다. 몇 마리 안 되는 미꾸라지가 한강 물을 흐려 놓고 있지만 원성은 모두가 들어야 한다.

사실 이런 사람들에겐 아쉬운 게 없다. 아쉬운 것이 없으면 권태에 빠진다. 인간은 동기가 있을 때 비로소 활동할 수 있는 동물이기 때문이다. 아무리 좋은 음식이나 옷이라도 도대체 좋은 줄 모른다. 그러니 세상살이에 재미도 없다.

게으르다 못해 아침마다 미용사를 부르는 주부도 있다. 목욕탕에서는 때밀이에게 몸을 맡기고 몸이 찌뿌드드하면 안마사를 부른다. 게으름의 극치이다. 이러고도 세상살이 재미를 보겠다니 망상증 환자다. 손가락 하나 움직이지 않는다. 움직일 필요도 없다. 그러니 살이 찔 수밖에. 이것만은 걱정이 되는 모양이다. 살을 뺀답시고 헬스클럽이다 테니스다 하고 야단이다. 어느 주부의 비만증 학설은 더욱 걸작이다. 중년부인의 비만증은 생리적이라는 기상천외의 주장이다. 내 과문의 탓인지는 몰라도 의학 서적에서 그런 걸 본 기억은 아직 없다.

네 아이를 둔 어느 부지런한 직장 여성의 독설이 생각난다.

"월급쟁이 남편을 둔 여편네가 살을 뺀답시고 헬스클럽에 다니는 걸 보면 역겹기 이전에 그들 남편이 측은하고 불쌍할 뿐이다."

고급 주부도 할말이야 있다. 가정과 직장을 여성의 입장에서 양립시킬 수 있느냐, 우리에게도 일터를 달라, 고급 인력의 사장이며 남성의 횡포다……. 다 일리 있는 이야기다. 사회 정책면에서 다루어야 할 문제들이다. 다만 난 여기서 현재의 주어진 여건을 적극적으로 활용할 수 있는 몇 가지 제언을 하고자 한다.

첫째, 가정부 손은 이제 그만 빌리자는 제안이다. 가사일이 얼마나 귀찮고 힘든 일인데 그런 소릴 하느냐고 항의할 것이다. 가정일이 신나는 일이 아니란 건 안다. 그러나 집에 있는 아내로서는 이것만은 싫어도 해야 할 기본적인 인간 윤리이다. 마치 남편이 빵을 벌기 위해 밖에서 온갖 수모를 참고 일하듯이 말이다. 이건 시비를 가릴 성질의 것이 아니다.

서양 주부나 이웃 일본에서도 마찬가지이다. 직장을 가진 주부도 일단 집으로 돌아오면 충실한 가정주부의 역할을 하고 있다. 이중의 부담이다. 그런데도 불평없이 잘해 나간다. 가정부가 없으면 그만큼 운동도 된다.

가사일만으로는 충분한 운동량이 못 된다. 그것만으로도 녹초가 된다는 주부가 있긴 하지만 힘들어서라기보다 짜증스럽기 때문에 오는 정신적 피로다. 그런 주부일수록 가사가 끝나면 운동을 해야 한다. 정 싫으면 유니폼으로 갈아입고 운동장에 서성이는 것만으로도 좋다. 당장 기분이 달라질 게다. 젊고 발랄해지는 자신을 느낄 수 있다.

여럿이 모여 하는 운동이 신나고 재미도 있다. 단조로운 걸 혼자 하다 보면 쉬 싫증을 느낀다. 운동은 자기에게 맞는 걸 골라야 한다. 신체적 조건, 소질, 취미, 생활 여건 등을 참작해서 결정하되 처음부터 무리는 말아야 한다. 처음 고비를 넘기지 못하는 주부가 많다. 하루 하고 사흘 몸살을 앓고 그만 포기해 버리는 일만은 없어야겠다. 햇빛을 너무 두려워 할 것도 없다. 폐병 3기의 백지장 여인이 미인이던 시대는 이미 지났다.

피곤해 못하겠다는 주부도 있다. 그러나 그건 가짜 피로다. 쉴수록 더 피로해진다. 피로한 주부일수록 운동을 해야 한다. 주부에게는 쉬는 게 휴식이 아니고 운동을 하는 것이 휴식이다.

가정부여, 안녕. 주부여 운동을!

울기 때문에 슬프다

잔뜩 화가 나 있는 친구를 달래기란 그리 쉬운 일이 아니다. 잘못 건드렸다간 오히려 불길이 커진다. 이럴 땐 그 친구에게 웃으라고 졸라보라.

억지로라도 좋으니 한 번만 웃어보라고 졸라보라. 우스운 시늉을 해보여도 좋다. 그래도 반응이 없으면 간지럼이라도 태워보라. 아무리 곰 같은 친구라도 어이없는 웃음이 터질 게다. 억지 웃음이기야 하지만 그러나 이게 '신통한 효과'가 있다. 헛웃음이라도 한 번 웃고 나면 싱거워서도 더 이상 화내지 않는다.

실은 안내는 게 아니고 화난 정도가 상당히 약해져 버린다. 이런 현상은 화가 난 감정→사고→행동의 회로에서 감정의 증폭작용이 차단되기 때문이다. 슬프든 기쁘든 어떤 감정이 처음부터 머리에 들어 있을 수는 없다. 슬픈 일을 보든지 기쁜 소식을 듣든지 외부에서 자극이 대뇌에 들어왔을 때 비로소 거기에 적합한 감정이 생긴다. 즉, 말초의 자극이 중추에 전달되어 비로소 감정이란 정신현상이 생긴다.

친구가 죽었다는 소식을 듣는 순간 마음은 숙연해진다. 친구와의 지난 날들이 생각나고 장례식에서의 고인의 영정을 보노라면 나도 모르게 한 두 방울 눈물이 흐른다. 그럴수록 더욱 슬퍼지고 나중에는 통곡하게 된다.

말초의 자극이 중추에 전달되어 감정이 생기는 과정에는 이러한 일련의 회로가 형성된다. 슬픈 뉴스→슬픈 생각→슬픈 감정→우는 행동의 회로를 거쳐 반복되는 동안 슬픈 자극은 점점 커져 감정이 격해진다.

감정을 진정시키려면 이 회로의 어디에서든 차단하여 증폭작용만 없애버리면 된다. 화난 친구를 억지로라도 웃기고 나면 끝나는 것도 이런 원리이다. 애교 있는 아내는 부부싸움 후 남편을 달래는 방법으로 이를 쓴다. 남편의 헛웃음만 한 번 유도할 수 있으면 전쟁은 끝난다.

따분할 때는 고함이라도 질러보라. 웅크리고 앉았으면 하루종일 가야 기분이 나아지지 않는다. 따분할 때는 신체의 모든 활동이 떨어진다. 기초 대사량도 물론이다. 아무 일도 하고 싶지 않거니와 억지로 해야 능률이 나지 않는다.

그건 따분한 감정이나 사고의 증폭작용에 의해 신경이나 호르몬 계통에 영향을 미쳐 그 활동마저 정상 이하로 떨어지기 때문이다. 즉 교감신경의 흥분이나 아드레날린의 분비가 최하로 떨어지므로 나타나는 행동 자체도 거의 볼 수 없게 된다.

여기서 심기일전하려면 따분한 감정회로의 어느 부위를 차단하지 않으면 안 된다. 그런데 감정과 사고 사이의 회로는 의식적인 노력으로 차단되지는 않는다. 왜냐하면 사고와 감정은 항상 같이 가기 때문이다. 감정이 먼저냐 사고가 먼저냐 하는건 확실치 않다. 닭이 먼저냐 달걀이 먼저냐 하는 질문과 같다.

그러나 사고와 감정 사이에는 대뇌에서 서로 영향을 주고 받고 하는 관계이므로, 어느 한쪽이 따분해지면 다른쪽도 따라서 그렇게 된다. 그런 자극이 오가는 사이 증폭작용이 일어나 감정의 도가 깊어진다.

이런 현상은 모든 감정이 마찬가지다. 기쁠 땐 아무리 슬픈 생각을 하려고 노력해봐야 되지 않는다. 또 반대로 슬픈 생각이 들면 아무리 기뻐하려고 해도 소용없다. 감정과 사고는 불가분의 관계에 있기 때문이다.

특히 우리 한민족의 의식구조는 이 양자를 거의 같은 결로 사용하고 있다. 생각한다는 말속에는 감정적 요소가 상당히 내포되어 있다. 이 잘못에 대해 어떻게 생각하느냐는 질문 속엔 어떤 느낌이 있느냐는 뜻이 더 많다. '미안하게 생각한다'는 답변 속에서도 마찬가지다. 서양사람에게는 사고와 감정은 분명히 다르다.

따라서 감정회로를 차단하는데는 사고와 감정 사이에는 되지 않으니 행동으로 하는 수밖에 없다. 따분하다고 느끼는 한 아무리 신나는 일을 생각하려고 해도 되지 않는다. 그러나 외마디 고함이야 지를 수 있다.

세상이 귀찮은 기분에서는 고함도 물론 어렵다. 그러나 한 번의 작은 용기로써 고함이라도 지르면 효과는 만점이다. 즉시 신경계의 흥분이 오고 이게 사고와 감정의 따분한 증폭작용을 차단할 수 있는 계기가 된다.

행동을 사고와 감정의 내용에 맞춰 하는 이상 그런 기분에서 해방될 수는 없다. 울기 때문에 슬프다. 운다는 행동은 슬픈 감정 회로에 증폭작용을 하기 때문이다.

그러나 어떤 감정이나 생각을 조절하려면 그와 정반대되는 내용의 행동을 함으로써 얼마든지 가능하다. 딱 한 번의 작은 용기만 있으면 된다.

행·불행은 당신의 책임이다

"결혼 초야부터 싫었어요. 남편이 돌아올 시간이면 마치 사형수가 집행관을 기다리는 심정이에요. 10년을 넘게 이런 생활을 했으니 이젠 지쳤어요."

화려하게 차려 입은 중년부인의 하소연이었다.

이상한 일이었다. 그렇게도 싫은 남편과 어쩌면 10년이 넘도록 함께 살 수 있었는지 의문이다. 그 부인은 솔직했다. 자기는 이혼할 자신이 없다는 것이다. 싫어도 생활비를 타기 위해서는 어쩔 수 없이 살아야 하지 않겠느냐고 반문한다.

그는 항상 아팠다. 남편을 피하기 위한 구실로 어디든 아파야만 했다.

허리도 물론 아프다. 디스크로 수술까지 받았으나 증상은 호전되지 않았다. 사실은 호전될 수가 없었다. 때로는 남편이 교통사고라도 나서 죽었으면 하는 생각도 했다.

이런 아내의 심경을 아는지 모르는지 남편은 소문난 애처가였다. 아내를 즐겁게 하기 위해 모든 정성을 다했다. 해외출장을 다녀올 때마다 값진 옷이며 보석 등을 한아름씩 사오곤 했다. 그럴수록 아내는 더 싫었다. 이런 사연을 이야기하면서 그가 세상에서 가장 불행한 여자일 거라고 강조했다.

"창녀가 행복해지기란 쉽지 않지요."

"예? 뭐라구요? 창녀라니…."

"마음에 없는 남자에게 몸 내주고 돈 받는 게 창녀지요. 부인께선 다행히 고급 손님을 잘 만났고, 또 법이 인정하는 창녀란 점이 좀 다를 뿐이지요."

부인이 얼굴이 붉으락푸르락 하더니 다음 말을 잇지 못하고 손수건을 떨어뜨린 채 문을 쾅 닫고 나가버렸다.

몇 달이 지나 그 부인이 다시 나타났다. 한아름 꽃을 안고 감사를 드리러 왔다는 것이다. 창녀란 말을 듣고 처음 며칠은 잠도 못 이루고 화가 났지만 차츰 냉정을 찾고 나니 자기는 분명히 그렇다는 것이었다.

그래서 기왕 창녀일 바에야 서비스도 좀 잘해 주자는 생각이 들었다. 그렇게 체념을 하고 나니 마음이 한결 가벼워져 이제는 그전처럼 그렇게 싫은 감정이 많이 사라졌다는 것이다.

그 부인을 창녀로 몰아세운 데는 내 나름의 치료적 계산이 있었던 게 사실이지만, 그러나 이렇게 신통한 효과가 있으리라곤 생각을 못했다.

그의 말은 계속된다.

남편이 출장이라도 가고 없는 밤, 어딘가 호젓하고 본능적인 욕구라도 치밀 때면 그 순간 남편이 기다려지기도 한다는 것이었다. 그렇다고 남편에 대해 큰 애정이 생겨난 건 아니지만 그래도 이젠 그렇게 견디기 힘든 정도는 아니라는 것이다.

싫은 부부가 함께 살아야 하는 고통은 크다. 이혼을 못하는 게 자식 때문이든 체면 때문이든 싫은 부부가 함께 살면서 짐짓 그렇지 않은 척하고 살아야 하는 괴로움은 크다. 특히 이 부인의 경우처럼 그 이유가 경제적일 때는 창녀의 갈등이 안 생기란 법도 없다. 비굴하고 창피한 생각이 든다.

뚜렷한 이유도 없이 허리가 아프다. 중년부부가 허리가 아플 때는 성적인 문제와 밀접한 관련을 갖고 있다. 부부관계가 원만치 않은 증거이다. 이런 부부의 관계는 겉으로야 평화스럽지만 내부의 갈등이 신체적인 증상으로 나타나 이유없이 몸이 아프다. 아파야지 그나마의 관계가 유지되기 때문이다.

이 부부의 이야기를 들으며 행복이란 자기 스스로 만드는 것이란 생각을 다시 하게 된다. 이 경우 우리는 흔히 시집을 잘못와서 불행하다고 생각한다. 저 꼴보기 싫은 남편 때문에 내가 불행하다고 생각한다. 그래서 애꿎은 남편만 원망한다.

그러나 정말 남편 때문에 그 아내가 불행한 것일까? 난 그렇지 않다고 생각한다. 왜냐하면 행복이란 주관적인 것이어서 나 아닌 그 누구도 나를 행복하게 만들어줄 수 없기 때문이다.

남편이 아무리 아내를 행복하게 해주려고 노력해도 아내가 그걸 행복으로 받아들이지 않는 이상 행복해질 수는 없다. 남편이 친절할수록 더 싫어진다면 이 아내의 불행의 책임은 남편에게 있는 것이 아니고 자기 스스로에 있다.

남편의 입장에서는 그런 책임의 소재가 분명해진다. 심지어 죽었으면 하고 생각하는 아내의 냉대를 그는 행복으로 받아들인다. 그는 아내를 사랑하고 있으며 또 행복하다. 남편의 불행을 비는 아내의 마음도 행복으로 받아들이는 이상 그는 행복하다.

행·불행은 누구의 책임도 아닌 내 스스로의 것이다. 이 세상 누구도 나를 행·불행으로 만들 수는 없다. 문제는 나 자신의 마음이다. 나의 마음이 슬픔도 행복으로 받아들이는 이상 행복하다.

이시형 패키지북스 07

멋대로 키워라

크게 멀리 보고 키워야 됩니다

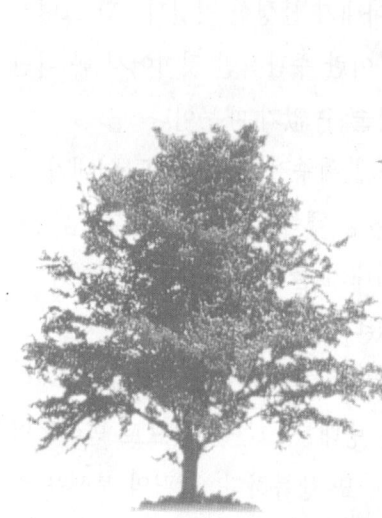

요즘부모, 요즘 아이들

이시형 박사와 함께 생각해보는 자녀교육문제.
우리는 너무 눈앞의 작은 이익에만 집착한다. 당장 손에 잡히는
작은 것들에만 연연하다가 그만 큰 것을 놓친다.
아이를 공부기계로 만들 생각은 말자. 아이가 자라 성인이 된 뒤,
50년, 60년후의 인생을 생각해보자.

도서출판

이시형 패키지북스 08

신판
크게 멀리보고 키워야 됩니다

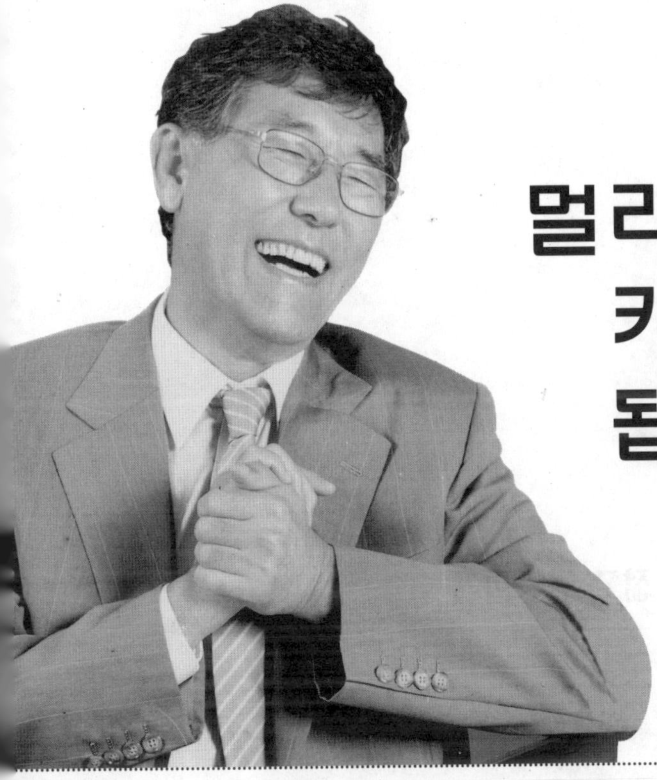

이시형박사와 함께 생각해 보는 자녀교육문제

어리석은 구석이 있는 아이가 좋다.
때리는 아이보다 맞는 아이, 영악스럽게 따지기보다는
선뜻 내 것을 내놓는 아이… 이런 아이가 큰 그릇이 된다.

도서출판

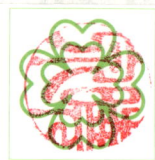

신판 100세 시대 젊고 건강하게 上

신판발행 / 2001년 5월 10일
신판인쇄 / 2001년 5월 15일

지은이 / 이시형
펴낸이 / 안대현
펴낸곳 / 풀잎
등록 / 제21-90호

주소 / 서울시 중구 묵정동 27-6호
전화 / 2274-5445~6
Fax / 2268-3773

※ 잘못된 책은 바꾸어 드립니다.

값 7,000원

ISBN 89-7503-080-6
ISBN 89-7503-079-2(세트)